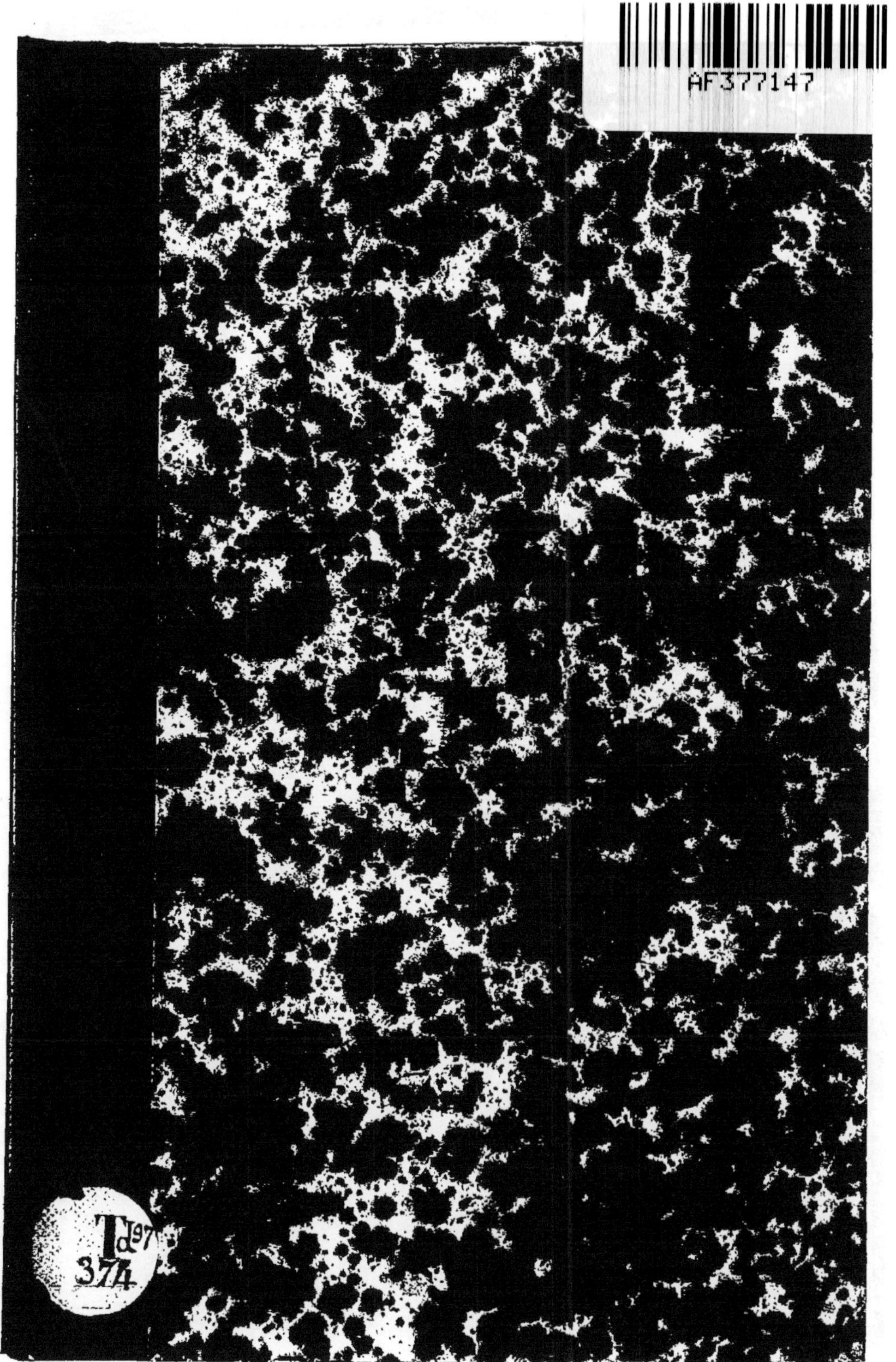

ÉTUDE CLINIQUE

SUR LES

RAPPORTS DE LA CONGESTION PULMONAIRE

ET DE LA

PLEURÉSIE AIGUË AVEC ÉPANCHEMENT

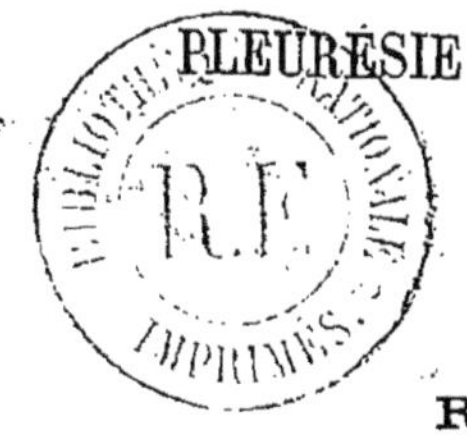

PAR

René SERRAND,

Docteur en médecine de la Faculté de Paris,
Chevalier de la Légion d'honneur.

———⋆———

PARIS

V. ADRIEN DELAHAYE ET Cᵒ, LIBRAIRES-ÉDITEURS

PLACE DE L'ÉCOLE-DE-MÉDECINE.

—

1878

[illegible]

ÉTUDE CLINIQUE

SUR LES

RAPPORTS DE LA CONGESTION PULMONAIRE

ET DE LA

PLEURÉSIE AIGUË AVEC ÉPANCHEMENT

INTRODUCTION

Jusqu'à ce jour, les auteurs qui ont écrit sur la congestion pulmonaire ont généralement laissé de côté les relations qu'elle peut avoir, dans un grand nombre de cas, avec l'apparition d'épanchements pleuraux, et si quelques pathologistes ont parlé de l'hyperémie du poumon à propos de la pleurésie, ce fut toujours pour repousser l'association de ces deux maladies.

Ce point de l'histoire de la congestion pulmonaire n'a donc pas été étudié, il serait cependant d'une grande importance de savoir si l'hyperémie du poumon est un élément habituel des épanchements de la plèvre.

M. le Dr Woillez, il est vrai, a appelé tout particu-

lièrement l'attention sur la congestion du poumon.
Il l'a décrite avec le plus grand soin, l'a élevée au
rang de maladie idiopathique et l'a associée à toutes
les maladies aiguës fébriles ; cependant après l'avoir
montrée la compagne indispensable de la névralgie
intercostale aiguë et une des complications les plus
importantes des bronchites et des pneumonies, il se
refuse à lui voir jouer un rôle dans la pleurésie, et il
la considère tout au plus comme un accident tempo-
raire pouvant survenir dans quelques cas rares et
non comme un élément important de la maladie.

Dans son ouvrage sur les maladies aiguës des organes respiratoires, M. Woillez dit formellement (1) :
« *La congestion n'a pas dans la pleurésie le rôle important
qu'on lui a vu prendre dans la bronchite et la pneumonie,
c'est là une différence fondamentale;* » et plus loin cet
auteur ajoute (2) : « *Pour bien connaître les signes de la
pleurésie aiguë, nous n'avons pas comme pour la bronchite
et la pneumonie à tenir compte de la congestion pulmonaire
concomitante.* »

Un ancien élève de M. Woillez, le Dr Ernest Bourgeois cite cependant dans sa thèse inaugurale une
observation de pleurésie à gauche et congestion pulmonaire à droite (observation Peucennier-Marie); il
fait suivre cette observation des réflexions suivantes (3) :

(1) Woillez. Traité clinique des maladies aiguës des organes
respiratoires. Pleurésie, p. 278.
(2) Woillez, loc. cit., p. 284.
(3) Ern. Bourgeois. De la congestion pulmonaire simple.
Thèses de Paris, 1870.

« La congestion existe constamment dans le côté sain lorsque l'autre côté est le siége d'un épanchement pleurétique. M. Woillez l'a démontré par la mensuration, les signes physiques sont là pour l'attester à défaut d'autres moyens d'exploration.

« Ainsi s'expliquent les interprétations anciennes de la respiration dite *puérile*. »

Mais dans son traité clinique, M. le Dr Woillez à l'article pleurésie répond ainsi à l'observation citée par M. le Dr Bourgeois dont il repousse les conclusions de la façon la plus positive (1) : « Sur trente-trois pleurésies droites ou gauches dans lesquelles j'ai étudié le bruit respiratoire dans le poumon du côté sain, je n'ai trouvé qu'une seule fois la respiration normale. Dans les autres faits, le bruit respiratoire était exagéré sauf pour une pleurésie où il était au contraire très-affaibli. En même temps l'expiration était prolongée. Parfois le bruit respiratoire était soufflant sans qu'il pût être la propagation d'un souffle du côté opposé; je l'ai vu occuper la racine de la bronche principale, et, chez un malade, avoir un caractère caverneux dans toute la hauteur, ce qu'on ne pouvait attribuer à aucune lésion propre au tissu pulmonaire. Enfin six fois il y a eu des râles sonores sibilants ou ronflants plus ou moins étendus, et cinq fois à la base des râles sous-crépitants.

« Ce sont sans doute des signes analogues qui auront fait croire au Dr Bourgeois qu'il y avait une congestion du poumon du côté opposé à l'épanche-

(1) Woillez, loc. cit., p. 305.

ment pleurétique. Depuis longtemps j'ai signalé à l'occasion au lit des malades l'hyperémie du poumon dit sain dans la pneumonie. C'est ce qui aura causé la confusion faite par lui sous ce rapport entre les deux maladies. Il y a *simplement compression médiate du poumon du côté opposé à la pleurésie mais non hyperémie.* »

Ainsi nous voyons M. Woillez nier l'hyperémie pulmonaire du côté opposé à l'épanchement après en avoir rejeté la présence du côté où se trouve le liquide; pour ce médecin si compétent sur la question, *il n'y a pas de relation entre la congestion pulmonaire et la pleurésie.*

Cependant la congestion pulmonaire est un élément habituel de toutes les maladies thoraciques aiguës; comment se fait-il donc que cette hyperémie, qui accompagne d'une façon constante bronchites et pneumonies, et qui se développe sous des influences analogues à celles qui produisent la pleurésie, ne soit jamais associée aux épanchements de la plèvre? Pourquoi n'y aurait-il pas des pleuro-congestions puisqu'il y a des pleuro-pneumonies ?

Bien des fois au lit du malade nous avons vu M. le professeur Potain nous montrer, chez des sujets atteints de pleurésie aiguë, les modifications qui surviennent brusquement sous l'influence d'un traitement approprié. Il nous a souvent expliqué comment il ne fallait pas attribuer à une diminution rapide du liquide, mais bien rapporter à un degré moindre ou à une disparition de l'hyperémie pulmonaire concomitante ces brusques changements.

Cette interprétation des phénomènes cliniques nous avait frappé d'autant plus que, la congestion pulmonaire une fois admise, on s'expliquait nombre de faits qui jusqu'alors avaient été le côté obscur de l'histoire de la pleurésie.

D'après les conseils de notre cher maître, M. le professeur Potain, nous avons dirigé notre attention dans ce sens et nous avons pu nous convaincre que dans la plupart des cas, la pleurésie s'accompagne de congestion pulmonaire.

Nous n'avons pas l'intention de faire l'histoire complète de l'association de la congestion pulmonaire et de la pleurésie, mais en réunissant quelques observations sur ce sujet, nous nous sommes efforcé de faire un travail clinique et de poser un jalon qui sera sans doute le point de départ de nouvelles études.

Notre but en écrivant ce mémoire est de *mettre en évidence l'association de la congestion pulmonaire et de la pleurésie et d'en établir le diagnostic*; nous insisterons spécialement sur *l'influence* que peut avoir cette *congestion* sur la *répartition du liquide* et nous chercherons à établir quelles sont les *indications thérapeutiques* qui découlent de cette concomitance des accidents congestifs pulmonaires et d'un épanchement pleural.

PREMIÈRE PARTIE

Des symptômes de la congestion pulmonaire dans la pleurésie aiguë avec épanchement et des moyens de la reconnaître.

Un premier point est de savoir reconnaître la présence de la congestion pulmonaire lorsqu'un épanchement, plus ou moins abondant, est interposé entre le poumon et la paroi thoracique ; c'est là ce qui doit nous occuper tout d'abord.

Pour cela rappelons rapidement quels sont les symptômes propres de la congestion pulmonaire simple, et ceux de l'épanchement pleural.

SYMPTOMES FONCTIONNELS ET SIGNES PHYSIQUES
DE LA CONGESTION PULMONAIRE.

C'est à M. Woillez que nous devons la connaissance de la congestion pulmonaire simple ou idiopathique qui, jusqu'alors, avait été confondue avec diverses affections aiguës de la poitrine et avait passé inaperçue pour un grand nombre de cliniciens.

Affection assez fréquente, la congestion pulmonaire simple est une fluxion sanguine aiguë avec fièvre initiale courte et signes thoraciques persistant plus longtemps, l'invasion est brusque et la terminaison rapide.

Exceptionnellement quelques prodromes, dans presque tous les cas, le malade est atteint subitement de fièvre et de douleur de côté.

Symptômes fonctionnels.

Les symptômes fonctionnels de la congestion pulmonaire sont les suivants :

Fièvre initiale, constante, d'intensité variable et de courte durée; l'élévation de température oscille entre 1 ou 2 degrés au-dessus de la normale avec ascension vespérale de 4 à 5 dixièmes de degré en général ; cependant la température a atteint et même dépassé 40°.

La défervescence se fait du troisième au quatrième jour, mais elle peut être obtenue immédiatement par le traitement.

Douleur de côté constante, survient brusquement en même temps que la fièvre.

Dans certains cas elle est franchement *névralgique,* c'est-à-dire qu'elle siége dans l'espace intercostal correspondant, quelquefois dans plusieurs, aux points d'émergence d'un des nerfs intercostaux; on retrouve alors les points signalés par Valleix et cette douleur assez vive spontanément, s'exaspère par les grandes inspirations ou la toux et par la pression même légère au niveau des points d'élection. Dans d'autres cas la douleur est *pleurodynique* et siége dans les masses musculaires, peut-être plus profondément, le plus souvent sous le mamelon. La douleur thoracique disparaît ou tout au moins est soulagée presque immédiatement au moyen du traitement approprié, cependant la forme névralgique semble d'ordinaire plus tenace.

Dyspnée, en général modérée mais quelquefois extrêmement intense.

Toux, parfois absente, elle n'est presque jamais quinteuse comme dans la bronchite.

Expectoration caractéristique, sur laquelle M. Woillez n'a pas insisté suffisamment ; en effet il la définit ainsi :

« Crachats aqueux transparents grisâtres formant un liquide de consistance un peu sirupeuse, contenant de petites vésicules d'air et très-rarement quelques filets de sang. »

M. Bouillaud a beaucoup mieux appelé notre attention sur l'*expectoration de la congestion pulmonaire*, il la comparait à une *solution de gomme*, en effet ces *crachats sont blancs sirupeux, ils se réunissent et forment une nappe couvrant le fond du vase* comme le ferait une *solution de gomme* ou de l'*albumine délayée dans l'eau*. Ils sont *peu aérés* et quand ils se colorent c'est seulement par la présence de quelques stries de sang.

Ajoutons que même en dehors de toute thoracentèse l'*expectoration de la congestion pulmonaire renferme une certaine quantité d'albumine*.

Signes physiques.

Mensuration. — Tant qu'il y a congestion pulmo-naire il y a *ampliation thoracique*. Lorsque la douleur et les signes d'auscultation disparaissent, on voit l'ampliation faire place à une *rétrocession* générale de la poitrine.

Percussion. — Elle fournit des signes qui ne sont pas constants et qui lorsqu'ils existent sont variables et mobiles.

Les changements de sonorité sont beaucoup moins sensibles en avant, sous les clavicules, qu'en arrière.

Ou *sonorité normale* ;

Ou *submatité à limites vagues* occupant en arrière la moitié ou les deux tiers inférieurs du côté affecté, et ne donnant pas sous le doigt la sensation de résistance qu'opposent à la percussion une hépatisation pulmonaire et, à plus forte raison, un épanchement pleurétique ;

Ou *sonorité tympanique ;* la cyrtométrie a démontré à M. Woillez que la résonnance tympanique est le signe d'une congestion moindre que la submatité aussi le tympanisme peut-il succéder à la submatité pendant la résolution de l'hyperémie.

Auscultation. — Les signes qu'elle donne sont très-importants quoique des plus variables et en apparence très-contradictoires.

Toutes les modifications du bruit respiratoire peuvent se rencontrer dans la congestion pulmonaire et se succéder rapidement l'un à l'autre.

Ou *respiration faible* depuis la simple faiblesse relative jusqu'à la respiration presque nulle;

Ou *respiration exagérée puérile*;

Ou *respiration granuleuse rude*;

Ou *respiration sibilante et ronflante*;

Ou *respiration soufflante* (souffle bronchique) toujours rencontrée en arrière et très-souvent à la racine des bronches. C'est là un signe de congestion prononcée.

Ou *râles humides*; ce signe est rare, et ainsi que le souffle, il existe de préférence dans les congestions les plus fortes.

Ou *expiration prolongée*; elle n'existe jamais seule que par intervalles, et elle peut accompagner indifféremment tous les autres signes stéthoscopiques.

Voix thoracique. — Le *retentissement normal de la voix* est *rarement modifié* d'une manière sensible, il peut être tantôt *augmenté* tantôt légèrement *diminué*. La *voix soufflée* a été rencontrée, elle consiste en un retentissement bronchophonique de la voix dont l'articulation est suivie immédiatement d'un petit souffle très-court qui semble être un écho du son vocal.

Palpation. — Les *vibrations thoraciques* sont souvent *normales*, *quelquefois diminuées* mais jamais *augmentées*.

Tels sont en résumé les symptômes de la congestion pulmonaire simple.

La percusion et l'auscultation viennent de nous fournir des signes extrêmement variables, et tout d'abord nous sommes frappé par l'opposition qui existe entre eux ; cependant ces manifestations si dissemblables paraissent être le résultat des conditions mêmes de la congestion pulmonaire.

Il y a *trois conditions* qui peuvent expliquer comment des signes, en apparence si contradictoires, sont bien l'expression d'une même maladie.

La *première*, c'est la *pénétration exagérée du sang* qui augmente la densité du poumon et par conséquent le retentissement des bruits dont il est le siége.

Or nous savons que le poumon est le siége de deux sortes de bruits :

1° Le murmure vésiculaire, bruit superficiel qui se passe dans les cellules pulmonaires ;

2° Le souffle bronchique, bruit plus profond qui se produit dans les bronches.

Dans l'état normal, le souffle bronchique n'est pas perçu, parce que le poumon fait matelas et que le murmure vésiculaire le voile ; mais si le poumon est congestionné, le bruit des bronches est seul perçu, car les cellules poulmonaires n'étant plus perméables à l'air, il y a abolition du murmure vésiculaire superficiel qui ne vient plus distraire l'oreille et lui cacher la respiration bronchique plus profonde.

Il faut ajouter que ce dernier bruit est renforcé par des parois plus fermes et est transmis à l'oreille par un tissu plus dense devenu meilleur conducteur du son.

La *seconde condition physique du poumon*, qui explique comment la congestion pulmonaire peut se trahir par des manifestations si dissemblables, est la *distension plus ou moins grande des vésicules pulmonaires par le* sang;

en effet, *suivant le degré plus ou moins grand de la congestion*, on voit s'opérer des *changements* dans l'*intensité*, le *timbre* et le *rhythme de la respiration*.

Que les cellules pulmonaires soient moins perméables à l'air, la *respiration* sera *faible*; que l'air n'arrive plus aux vésicules, elle sera *nulle*; que l'action d'un lobe soit doublée pour suppléer à l'inaction d'un autre lobe, la respiration sera *puérile* dans le point correspondant de la poitrine; que le poumon ait perdu de sa souplesse, la respiration sera *rude* et l'*expiration prolongée*; que le tissu pulmonaire arrive à un certain degré de *condensation*, de rude, la respiration deviendra *bronchique*.

Nous verrons encore, suivant l'intensité de la congestion, le *nombre des inspirations varier* et le bruit vésiculaire de continu devenir *saccadé*.

Le *siége de la congestion*, voilà la *troisième condition* qui peut modifier les signes stéthoscopiques.

En effet, la respiration bronchique est mieux perçue si la congestion est intense, et, à plus forte raison, si elle occupe la partie moyenne du poumon la plus rapprochée de la bifurcation des bronches, car alors on entend le bruit qui se passe dans les grosses bronches, tandis que si la congestion pulmonaire est limitée à la base, on perçoit seulement le bruit des petites bronches.

De telle sorte que suivant l'intensité ou le siége de l'hyperémie, on peut entendre se succéder des bruits respiratoires plus ou moins intenses, passagers, transitoires, qui naissent avec elle, se modifient suivant son intensité, se déplacent suivant son siége et disparaissent en même temps qu'elle-même.

Les mêmes raisons font que la sonorité peut se modifier depuis la submatité jusqu'au tympanisme.

La *marche* des signes de la congestion pulmonaire est très-rapide, leur succession est irrégulière, leur mobilité très-remarquable.

La *durée* de la maladie est de cinq à seize jours; mais une médication active, quelques ventouses scarifiées, un éméto-cathartique font, d'après M. le Dr Woillez, disparaître brusquement, du jour au lendemain, l'affection à toutes les époques de son évolution. L'amélioration immédiate après ce traitement serait la règle et c'est là pour M. Woillez une confirmation précieuse du diagnostic dans les cas difficiles.

Si les phénomènes d'hyperémie persistent, il ne s'agit plus d'une congestion pulmonaire idiopathique, mais bien d'une hyperémie du poumon marquant l'invasion d'une maladie plus grave.

SYMPTOMES FONCTIONNELS ET SIGNES PHYSIQUES DE LA
PLEURÉSIE FRANCHE AIGUË AVEC ÉPANCHEMENT.

Les différents signes physiques que nous venons de passer en revue se rencontrent aussi bien dans la pleurésie que dans la congestion pulmonaire, et si l'on ajoute que l'épanchement de la plèvre se développe sous des influences analogues à celles qui produisent la congestion simple et que dans les deux cas, non-seulement *l'invasion est la même*, mais les *symptomes fonctionnels du début : douleur thoracique, dyspnée*, *toux* et *phénomènes fébriles* sont à peu près *identiques*, il semblerait tout d'abord difficile d'affirmer que l'on est en présence d'une congestion pulmonaire plutôt que d'une pleurésie avec épanchement.

Les *signes physiques caractéristiques* de l'épanchement pleurétique sont les suivants :

Ampliation de la poitrine suivie d'une *rétrocession*.

Matité absolue avec absence complète de l'élasticité sous le doigt.

Murmure respiratoire nul.

Souffle voilé, lointain, souvent expiratoire.

Egophonie.

Vibrations thoraciques abolies.

Laissant de côté le *frottement du début* et celui *de la fin* et nous bornant à mentionner le *déplacement du liquide*, signe rare difficile à constater, nous nous occuperons seulement des symptômes fonctionnels et des signes physiques communs aux deux affections et pouvant donner lieu à une confusion.

Nous allons les mettre en parallèle

DIAGNOSTIC DIFFÉRENTIEL DE LA CONGESTION PULMONAIRE ET DE LA PLEURÉSIE AIGUË AVEC ÉPANCHEMENT.

Dans la *congestion pulmonaire* la sonorité est *diminuée* mais pas abolie, il y a de la *submatité mal délimitée* avec conservation de l'élasticité sous le doigt, mais *jamais cette matité de bois* avec absence complète d'élasticité *qu'on rencontre dans les épanchements de la plèvre*.

Les *vibrations thoraciques* seulement *atténuées*, par fois *très-légèrement augmentées* au dire de M. Woillez, dans l'*hyoerémie* du poumon sont *abolies* dans la *pleurésie*.

Il y a *diminution du murmure vésiculaire* dans la *congestion* et non *respiration nulle* comme dans l'épanche-ment pleurétique.

Le *souffle de la congestion* a une *époque d'apparition hâtive*;

Son *timbre* est *à la fois doux et grave*;

Son *maximum a'intensité* correspond *à la racine des bronches*;

Il est *inspiratoire*;

Le *souffle de la pleurésie* ne se produit que dans le cas d'épanchement abondant, il n'*apparaît* donc qu'*au bout d'un certain* temps;

Son *timbre* est *aigu* et *voilé*, il semble venir de loin;

Le souffle pleurétique s'*entend à la partie supérieure de la matité* dans un *point défini par rapport à l'épan-chement*; il est souvent expiratoire.

Dans la *congestion pulmonaire, la voix retentit légère-ment,* il y a de l'*égophonie* dans la *pleurésie.*

En somme, pour chacun de ces signes pris à part, il existe des nuances assez marquées pour qu'en en considérant l'ensemble, on puisse distinguer la con-gestion pulmonaire de la pleurésie.

Si l'on ajoute à cela l'égophonie qui appartient en propre à l'épanchement pleurétique, on a déjà le moyen de faire un diagnostic différentiel entre l'hy-perémie du poumon et la pleurésie.

Nous citerons en dernier un signe des plus impor-tants, c'est l'*expectoration*; dans la *pleurésie,* la *toux*

Serrand.   2

est sèche, tandis que, comme nous l'avons dit, la *congestion pulmonaire* s'accompagne d'une *expectoration caractéristique* ressemblant à une solution de gomme ou à de l'albumine délayée dans l'eau.

Ainsi il est facile de distinguer l'hyperémie du poumon de l'épanchement de la plèvre lorsque ces deux maladies existent séparément, mais si la congestion pulmonaire existe souvent seule, *il est rare que la pleurésie ne s'accompagne pas d'un certain degré de congestion pulmonaire*, et alors les signes de la congestion n'ayant pas la même intensité que les signes pleurétiques, car ils sont tous d'un degré au-dessous, sont voilés par ceux de l'épanchement.

Et cependant il est très-important de pouvoir reconnaître la présence de l'hyperémie du poumon derrière l'épanchement pleurétique, car l'existence de la congestion pulmonaire associée à la pleurésie expose à des erreurs de diagnostic sur la quantité du liquide épanché, elle modifie aussi le pronostic et est la source d'indications thérapeutiques spéciales.

Voici une première observation dans laquelle nous n'avons au début que les signes de la congestion pulmonaire, puisque cette affection, uniquement compliquée d'un léger état bilieux, existe isolée en tant que maladie thoracique, mais plus tard, le sixième jour seulement, un épanchement apparait avec ses symptômes fonctionnels et ses signes propres et alors nous retrouvons les *signes de la congestion pulmonaire derrière ceux de la pleurésie*.

Obs. 1. — Stefannini (Antoine), âgé de 30 ans, entré dans le service de M. Potain, hôpital Necker, salle Saint-Luc, lit n° 5, le 13 mars 1877.

Bonne santé antérieure.

Le 9 *mars*. Courbature, mal de gorge sans cause connue; pas de rhume (*prodromes*).

Le 10. Amélioration.

Le 11. Malaise général, perte d'appétit, fièvre avec grand sentiment de chaleur, pas de frisson, pas de vomissement. Douleur non circonscrite dans la région dorsale et dans la région mammaire, exagérée par la pression sur une petite suface (*invasion*).

Le 13. (*Entrée dans le service*); soir. P. 112. — T. 39°,5.

Le 14, *matin*. P. 96. — R. 32. — Nuit mauvaise.

Gêne respiratoire. Point de côté siégeant du 8e au 9e espace intercostal droit en dehors, la douleur est exaspérée par les fortes inspirations et la toux.

Toux fréquente. Crachats abondants, solution de gomme, peu aérés, formant une nappe au fond du crachoir.

Examen de la poitrine. — *A droite : En avant*, légère diminution de sonorité ; faiblesse du murmure vésiculaire et quelques râles sibilants.

En arrière, submatité dans la fosse sous-épineuse, surtout depuis l'angle inférieur de l'omoplate jusqu'en bas.

Respiration très-faible, quelques râles sibilants.

Pas de souffle. Pas de bronchophonie ni d'égophonie. Vibrations thoraciques normales.

A gauche : Sonorité et respiration normales.

Mensuration thoracique : 48 centimètres à droite, 48 centimètres à gauche ; *périmètre général* 96 *centimètres*.

Bruits du cœur normaux. Le foie ne déborde pas.

Ventre dur. Langue blanche, humide.

Conjonctives un peu jaunâtres. Urines colorées et limpides.

Diagnostic : Congestion pulmonaire droite et état bilieux.

Traitement : Six ventouses scarifiées à droite.

      Ipéca 1 gr. et tartre stibié 0 gr. 05.

      Jp. Kermès 0 gr. 05 et Sp. Diacode 30 gr.

      Tisane pectorale.

Soir P. 92. — T. 40°,2.

Le 15, *matin*. P. 92. — T. 38°,9. Trois heures de sommeil.

Toux persistante. Expectoration, solution de gomme.

Examen de la poitrine. — A droite : En arrière, matité peu prononcée. Respiration faible et soufflante. Plus de râles.

Retentissement léger de la voix dans la fosse sous-épineuse. Pas d'égophonie.

Vibrations thoraciques normales.

Pas de signes ni de crachats pneumoniques.

Teinte sub-ictérique persistante et pommettes rouges.

Langue blanche et rouge sur les bords.

Peau chaude.

Soir. P. 104. — T. 40°,2

Le 16, *matin*. P. 84. — T. 39°. Nuit sans sommeil.

Le malade se dit mieux ce matin, il tousse et crache moins. L'expectoration offre toujours les caractères d'une solution de gomme.

Toujours pas de crachats pneumoniques.

Examen de la poitrine. — A droite : En arrière, matité absolue en bas. Submatité au-dessus.

La respiration qui s'entendait encore assez bien hier à la base droite, est nulle en ce point.

Inspiration rude avec expiration faible et soufflante à la partie supérieure.

Aucuns râles.

Broncho-égophonie au quart inférieur.

Vibrations thoraciques à peine perceptibles à la base et seulement atténuées plus haut.

Mensuration thoracique : 48 centimètres à droite, 46 centimètres à gauche; *périmètre général* 94 *centimètres*.

Bruits du cœur normaux.

Langue sale.

Diagnostic : La congestion pulmonaire persiste à droite et le malade fait de l'épanchement du même côté.

Traitement : Ventouses.

   Ipéca 1 gr. et tartre stibié 0 gr. 05.

Soir. P. 92. — T. 39°,6

Le 17, *matin*. P. 100. — T. 38°,8. — *A droite :* Matité dans toute la hauteur du poumon ; quelques râles sibilants.

Vibrations thoraciques atténuées.

Le foie ne déborde pas.

Langue sale, état bilieux persistant. Même traitement.

Soir. P. 88. — T. 39°,2.

Le 18, *matin*. P. 80. — T. 37°,8. Toux moins fréquente.

Râles sibilants des deux côtés de la poitrine, *surtout manifestes à gauche*.

A droite : à la partie inférieure, matité complète et disparition des vibrations thoraciques. Vers le tiers inférieur, égophonie.

Soir. T. 39°,2.

Le 19, *matin*. P. 80. — T. 37°,8

Soir. T. 38°,4.

Le 20, *matin*. P. 84. — T. 37°,7

Soir. P. 80. — T. 38°,5.

Le 21, *matin*. T. 37°,8.

A droite : Même matité.

Râles de crépitation pleurale voisins de l'oreille.

Egophonie au tiers inférieur.

Le malade se mettant sur le ventre, l'égophonie est moins aiguë.

Soir. P. 84. — T. 38°,9.

Le 22, *matin*. P. 78. — T. 38°. — *A droite :* Respiration presque nulle dans le tiers inférieur.

Râles de crépitation pleurale sous l'oreille.

Moins d'égophonie.

Soir. P. 78. — T. 38°,8.

Le 23, *matin*. P. 72. — T. 37°,2.

Soir. P. 88. — T. 38°,8.

Le 24, *matin*. P. 72. — T. 37°. *A droite :* Matité moins complète. Respiration faible. Léger souffle à l'angle inférieur de l'omoplate. Râles de déplissement cortical. Vibrations thoraciques mieux perceptibles.

Suppression du Kermès.

Soir. P. 68. — T. 37°6.

Le 25, *matin*. P. 72. — T. 37°,2. *A droite :* Bruits de taffetas avec léger souffle dans la fosse sous-épineuse.

Il reste encore un peu de liquide à la partie inférieure.

Le malade reprend de l'appétit.

Tisane pectorale. Vin de quinquina, 60 gr.

Le 27, *matin*. T. 36°,8. *A droite :* Sonorité presque complète.

Respiration beaucoup meilleure. Expiration faible soufflante et bronchophonie légère au niveau de l'épine de l'omoplate. Vibrations à peine affaiblies.

Le 31, *matin. A droite :* Encore un peu d'obscurité du son et de faiblesse du murmure respiratoire dans toute la hauteur.

Vibrations égales des deux côtés.

Le 7 *avril, matin.* Sonorité normale.

Respiration normale.

Vibrations thoraciques égales.

Mensuration thoracique : 47 centimètres à droite , 46 centimètres à gauche ; *périmètre général* 93 *centimètres.*

Guérison complète.

Réflexions.—Il s'agit tout d'abord ici d'une affection qui, après quelques légers prodromes, courbature, mal de gorge, s'est caractérisée au bout de deux jours par de la fièvre et de la douleur thoracique. Examiné *le quatrième jour après l'invasion,* le malade présentait les *signes fort nets de la congestion pulmonaire.* En outre de la fièvre, de la douleur de côté et de l'expectoration caractéristique solution de gomme, on constatait de la submatité, de la faiblesse du murmure respiratoire et quelques râles sibilants. Le lendemain, cinquième jour, la respiration faible devient soufflante, les râles ont disparu et il y a un léger retentissement de la voix. Ces modifications rapides du bruit respiratoire et de la résonnance de la voix sont encore d'excellents signes de congestion pulmonaire; en effet, nous avons vu que cette affection est caractérisée par la succession irrégulière et la mobilité extrême des signes physiques.

Le sixième jour, le malade se sent mieux, il tousse moins, l'expectoration n'est pas aussi abondante, le pouls est moins fréquent, la température moins élevée.

Ces résultats ont été attribués au traitement. En tout cas, malgré un état général meilleur, et si la *congestion pulmonaire a diminué d'intensité*, l'examen vient nous prouver que le malade *fait de l'épanchement du côté congestionné*.

Nous n'aurons donc plus seulement en face de nous la congestion pulmonaire simple, mais nous allons observer *l'association de ces deux éléments pathologiques : la congestion pulmonaire et l'épanchemeut de la plèvre*.

Matité absolue à la base, respiration nulle en ce point, vibrations thoraciques absentes à la base, voilà ce qui revient à l'épanchement.

Quant à ia congestion, elle se manifeste toujours par son *expectoration caractéristique*, par la *submatité de la fosse sous-épineuse*, enfin, par *l'inspiration rude avec expiration faible* et *soufflante à la partie supérieure*.

La *broncho-égophonie* que l'on trouve au *quart inférieur* appartient à la fois à la *congestion* pour le *retentissement exagéré* de la voix et à la *pleurésie* pour le *chevrotement*.

Notons en dernier lieu que la mensuration qui, le 14 mars, quatrième jour de la maladie, donnait un périmètre général de 96 centimètres ne donne plus, le 16 mars, sixième jour, que 94 centimètres.

Nous ne pouvons attribuer qu'à un *degré moindre de la congestion pulmonaire*, cette *diminution de 2 centimètres dans le périmètre thoracique* qui devrait au

contraire nous donner un chiffre supérieur par suite
de l'apparition du liquide si l'hyperémie était restée
ce qu'elle était le 14 mars.

On voit, par ce seul exemple, combien l'on doit
être réservé quant à l'appréciation des données fournies par la mensuration de la poitrine dans la pleurésie.

Après avoir abandonné le cyrtomètre comme moyen
d'exploration, M. Woillez reste cependant convaincu
que la mensuration avec le ruban peut donner l'état
de l'épanchement, oui, pourvu qu'on en défalque ce
qui revient à la congestion, et comme M. Woillez ne
voit pas la congestion du poumon derrière l'épanchement, il attribue aux chiffres de la mensuration
une valeur diagnostique qu'ils n'ont pas, dans un
grand nombre des cas, du moins.

Le septième jour, nous constatons une brusque
ascension du liquide, la matité remonte dans toute la
hauteur du côté droit.

L'épanchement serait-il donc très-considérable?

Quelques râles sibilants perçus malgré le liquide,
les vibrations thoraciques seulement atténuées, enfin
le foie qui ne déborde pas, voilà autant de signes qui
indiquent en même temps que l'épanchement n'est
pas abondant et que derrière lui se trouve le poumon
congestionné.

De plus, quelques râles sibilants apparaissant aujourd'hui à gauche pour disparaître dans quelques
heures sont des signes qui prouvent à la fois la persistance et l'extension de la congestion pulmonaire.

Le lendemain, huitième jour, descente brusque du

liquide au tiers inférieur où, pour la première fois,
nous trouvons de l'égophonie vraie.

La congestion du poumon a évidemment diminué
ainsi que l'indiquent la toux moins fréquente, la disparition de la bronchophonie et l'abaissement de la
température.

Le onzième jour, état stationnaire; l'égophonie
se modifie suivant les positions du malade et des
râles de crépitation pleurale perçus sous l'oreille indiquent qu'il y a fort peu de liquide en avant du
poumon encore congestionné.

Le quatorzième jour, on constate un degré moindre
dans les signes fournis par la percussion et l'auscultation, et les vibrations sont mieux perceptibles.

Le quinzième jour de la maladie, de légers frottements viennent annoncer la résolution de l'épanchement apparu il y a dix jours.

Le dix-septième jour, la percussion et l'auscultation
ne fournissent que quelques signes très-atténués à
droite.

Le vingt et unième jour, les vibrations sont égales
des deux côtés.

Enfin, le 7 avril, vingt-huit jours après l'invasion
de la congestion pulmonaire et vingt-trois jours après
l'apparition de l'épanchement, Stefannini sort de l'hôpital présentant à l'auscultation un bruit respiratoire
égal et parfait des deux côtés; à ce moment, le périmètre thoracique est de 93 centimètres, soit 3 centimètres de moins que le jour du premier examen.

Conclusions. — Dans l'observation Stefannini, la
congestion pulmonaire est *évidente avant la pleurésie*, elle

l'est *également pendant son évolution*, car on ne peut expliquer autrement que par une congestion pulmonaire l'étendue de la submatité au-dessus de la ligne de matité absolue, la persistance du murmure vésiculaire dans les deux tiers supérieurs du thorax, la diminution du périmètre de la poitrine et la guérison rapide.

Nous remarquerons aussi que si, dans le début, on n'avait tenu compte que de la répartition du liquide, on aurait cru à un épanchement abondant, tandis qu'il ne s'agissait, en réalité, que d'un *épanchement faible.*

L'observation suivante est surtout intéressante en ce que chez un même sujet nous voyons, du côté *gauche, l'association* de *l'épanchement pleural* et de *la congestion pulmonaire*, tandis que le côté *droit* ne présente que les signes de *l'hyperémie du poumon seule.*

Obs. II. — Legras (Berthe), née à Hennebon, Morbihan, âgée de 23 ans, entrée dans le service de M. Potain, hôpital Necker, salle Sainte-Adélaïde, lit n° 12, le 19 janvier 1878.

Père mort asthmatique ; mère morte en couches. 9 enfants : 3 morts fort jeunes ; restent une sœur et quatre frères bien portants.

Chloro-anémique, réglée à 14 ans, depuis régulièrement.

A habité la Bretagne jusqu'à l'âge de 19 ans, est à Paris depuis 4 ans, a eu des rhumes tous les hivers, jamais de fluxion de poitrine.

L'hiver passé, elle dit avoir eu une grippe longue et violente.

Il y a deux mois a eu un fort rhume ; toux fréquente, expectoration abondante ; elle a continué son travail qui, du reste, n'est pas pénible ; elle était bien nourrie et sainement logée.

Le 4 *janvier, soir*. Quinze jours avant son entrée à l'hôpital, elle se sent saisie par le froid.

Après une mauvaise nuit, elle est prise le lendemain d'un malaise général avec céphalalgie et courbature ; elle a des vomissements et se remet au lit avec une douleur de côté, à la région sous-mammaire, spontanée, violente, mais n'occupant pas toujours, dit-elle, ni le même point, ni le même côté ; d'abord très-intense à droite, la douleur passe ensuite à gauche ; elle s'exaspère bientôt par la pression et par les mouvements.

La toux n'est pas fréquente, mais elle est très-pénible par l'exaspération de la douleur thoracique.

La respiration est extrêmement gênée.

La fièvre paraît avoir été modérée ; pas de frissons, pas d'appétit, pas grande soif.

Un médecin est appelé ; il fait couvrir la base de la poitrine avec un large cataplasme, fait transpirer la malade et, quelques jours après, prescrit une poudre blanche très-amère.

Quoi qu'il en soit, la fièvre tombe graduellement, mais la malade continue à tousser et à souffrir de sa douleur thoracique.

Le 19, *matin (Entrée dans le service)*. P. 88. — R. 48. Fièvre peu intense ; point de côté ; épistaxis ; langue un peu chargée ; pas d'appétit ; crachats sirupeux peu aérés.

Examen de la poitrine.—A gauche : En avant, tonalité un peu plus élevée qu'à droite ; *en arrière*, matité presque complète dans les deux tiers inférieurs ; silence presque absolu correspondant à la matité ; souffle à la partie moyenne ; au-dessus de la matité broncho-égophonie.

A droite : Diminution de la sonorité sous la clavicule ; *en arrière*, submatité dans le quart inférieur.

Respiration faible et expiration prolongée sous l'angle inférieur de l'omoplate.

Soir. P. 68. — T. 38°. — R. 48.

Le 20, *matin*. T. 38°,6. — R. 36. Mauvaise nuit.

Respiration gênée par la douleur thoracique.

Expectoration solution de gomme.

Examen de la poitrine.—A gauche : En arrière, matité à partir de l'angle inférieur de l'omoplate jusqu'à la base ;

Respiration normale dans le quart supérieur ;

A la partie moyenne, léger souffle ;

A la partie inférieure, silence presque absolu ; pas de râles.

A l'angle inférieur de l'omoplate, broncho-égophonie correspondant au souffle. Les vibrations thoraciques sont supprimées à partir de l'angle inférieur de l'omoplate.

A droite : Obscurité du son et respiration faible dans le quart inférieur.

Cœur normal.

Diagnostic : Epanchement pleural à gauche et congestion pulmonaire double.

Traitement : 6 Ventouses scarifiées à la *base gauche.*

Jp. morphine, 30 gr.

Tisane pectorale.

Soir. T. 37°,6.

Le 21, *matin.* P. 84. — T. 37°,8. Le sommeil a été meilleur; la respiration est plus libre ; la douleur thoracique a disparu presque complètement *à gauche,* mais elle persiste *à droite.*

Examen de la poitrine.—*A gauche : En arrière,*la matité n'occupe plus que le quart inférieur.

Le souffle, qui était très-léger hier, est devenu beaucoup plus apparent et superficiel.

La respiration est normale en avant.

L'épanchement paraît avoir diminué considérablement depuis hier.

A droite : Les signes ne sont pas modifiés.

Mensuration thoracique : 33 centimètres à gauche, 35 centimètre 1/2 à droite; *périmètre général 68 centimètres 1/2.*

Traitement : un vésicatoire à la *base gauche.*

Soir. T. 38°,2.

Le 22, *matin.* P. 88. — T. 38°. — R. 24.

Examen de la poitrine.— *A gauche :* Obscurité du son dans le quart inférieur; la respiration s'entend distincte jusqu'au niveau du quart inférieur.

Pas de râles. Un peu d'égophonie.

Vibrations thoraciques perçues dans les trois quarts supérieurs, presque nulles dans le quart inférieur.

L'épanchement pleural qui, le 19 janvier, remontait jusqu'au tiers supérieur du côté gauche, occupe à peine aujourd'hui le quart inférieur.

A droite : Persistance de la douleur et des mêmes signes.

Soir. T. 37°,6.

Le 23, *matin.* P. 72. — T. 38°. — R. 32.

Crachats solution de gomme mélangée avec quelques crachats muqueux.

A gauche : Etat stationnaire.

A droite : Persistance de la douleur et des mêmes signes.

Traitement : 4 ventouses scarifiées à la *base droite*.

Jp. morph. 30 gr.

Tisane pectorale.

Soir. T. 38°,2.

Le 24, *matin.* P. 84. — T. 38°,2. — R. 28.

A mieux dormi. Expectoration solution de gomme avec quelques crachats muqueux.

La douleur du *côté droit* a disparu à son tour.

Examen de la poitrine.—*A gauche : En arrière,* obscurité du son dans le quart inférieur; on entend un peu de souffle voilé au-dessus du quart inférieur et de l'égophonie dans ce point ; plus bas, le murmure vésiculaire est faible.

A droite : Sonorité meilleure, mais encore obscure dans le quart inférieur; le murmure vésiculaire y est plus distinct.

Les vibrations thoraciques sont faibles à partir du quart inférieur des deux côtés, mais il est impossible d'en apprécier les différences d'intensité suivant les côtés, car la malade parle doucement et, de plus, un vésicatoire a été appliqué à gauche.

Soir. T. 37°,6.

Le 25, *matin.* P. 76. — T. 37°,6. *A gauche : En avant,* tonalité élevée sous la clavicule.

En arrière, sonorité diminuée dans le quart inférieur, murmure vésiculaire normal jusqu'à l'angle inférieur de l'omoplate; à ce niveau : souffle et égophonie ; plus bas, respiration très-faible.

A droite : En avant, diminution de la tonalité sous la clavicule.

En arrière, sonorité encore un peu obscure et respiration faible dans le quart inférieur ; pas d'égophonie ; voix un peu retentissante sous la clavicule droite.

Soir. T. 37°,4.

Le 26, *matin.* P. 64. — T. 37°. — R. 36. A mieux dormi. Crachats de bronchite et de congestion pulmonaire.

A gauche : L'égophonie a un peu descendu.

A droite : Au niveau de la région scapulaire, quelques râles crépitants dans les grandes inspirations qui suivent la toux.

Soir. T. 37°,8.

Le 27, *matin.* P. 72. — T. 37°. — R. 32.

A gauche : Persistance des mêmes signes.

A droite : Signes de plus en plus atténués.

Le 28, *matin.* P. 72. — T. 37°. — R. 24.

L'expectoration solution de gomme, est remplacée par des crachats muqueux.

En avant : Sonorité et respiration normales sous les clavicules.

A gauche : En arrière sonorité diminuée et murmure vésiculaire affaibli à la base.

Souffle sous l'oreille à timbre doux et creux, se produisant en grande partie pendant l'inspiration à deux travers de doigt au-dessous de l'angle inférieur de l'omoplate.

A droite : Pas de souffle.

Mensuration thoracique : 33 centimètres à gauche, 35 centimètres à droite ; *périmètre général 68 centimètres.*

Soir. T. 37°,6.

Le 29, *matin.* P. 60. — T. 36°. — R. 24. Nuit calme. Pas de fièvre. A un peu toussé. Crachats muqueux. Se sent plus forte, respire facilement.

Examen de la poitrine.—A gauche : En avant au-dessous de la clavicule, bruit à timbre un peu skodique, respiration normale.

En arrière, en bas, sonorité et murmure respiratoire affaiblis ; un peu plus haut, souffle à timbre dur et creux.

Petite trace d'égophonie très-bas.

A droite : La sonorité est revenue et la respiration est absolument normale.

Le 30, *matin.* P. 72. — T. 36°,8. — R. 28. Bonne nuit. A peu toussé. Quelques crachats muqueux.

Examen de la poitrine.—A gauche, en arrière : A la base, un très-léger degré d'obscurité du son ; murmure vésiculaire normal dans la partie supérieure et toute la partie moyenne, mais un peu faible dans le sixième inférieur.

Souffle très-léger s'entendant seulement dans les grandes inspirations.

A droite : Sonorité normale, respiration normale.

Le 31, *matin.* P. 68. — T. 37°. — R. 20. Mêmes signes.

Vibrations sensiblement égales des deux côtés.

Aucune bulle de râles.

Le 4 *Février, matin.* Sonorité et respiration normales des deux côtés.

Vibrations égales.

Mensuration thoracique : 33 centimètres à gauche, 34 centimètres 1[2 à droite; *périmètre général* 67 *centimètres* 1/2.

Réflexions. — Les phénomènes de l'invasion, qui paraît remonter au 4 janvier, peuvent aussi bien être attribués à la congestion pulmonaire qu'à la pleurésie; nous remarquerons seulement que si la toux n'est pas fréquente, elle est très-pénible, et que la *douleur thoracique*, au lieu d'être limitée à un seul côté, *existe des deux côtés*, et est sujette à des exaspérations, tantôt à droite, tantôt à gauche. La dyspnée est grande.

Il semblerait, d'après l'intensité des symptômes fonctionnels, que nous allons nous trouver en face d'un épanchement très-abondant.

En effet, cette malade étant examinée le 19 puis le 20 janvier, la présence du liquide est constatée jusqu'au tiers supérieur dans la cavité pleurale du côté gauche.

Évidemment, le seul diagnostic possible était : épanchement pleural considérable si l'on ne tenait pas compte de la *distribution de la douleur*, si l'on n'observait pas que la *matité* et le *silence* ne sont *pas absolus*, si l'on ne remarquait pas qu'il y a *broncho-égophonie* et non égophonie, enfin si l'on ne constatait pas que la toux n'est pas sèche mais, au contraire, accompagnée d'une *expectoration abondante légèrement*

visqueuse, peu aérée, ressemblant à une solution de gomme.
Il est vrai que, dans ce cas, la difficulté est grande,
car les signes physiques, à part la broncho-égophonie, n'ont pas une grande valeur au point de vue du
diagnostic différentiel ; et ce symptôme fonctionnel
caractéristique : l'expectoration solution de gomme,
peut être revendiquée par le côté opposé qui, lui
aussi, présente des signes de congestion pulmonaire,
mais sans épanchement.

C'est alors que nous voyons, *du jour au lendemain,
ce liquide*, qu'on aurait été tenté d'évaluer la veille à
3 litres, *descendre du tiers supérieur au quart inférieur :
en même temps que lui descendaient tous les signes de
l'épanchement, et l'on en retrouvait plus à la partie supérieure que les signes de la congestion pulmonaire.*

Tout à coup, comme si un voile était tombé, la
congestion pulmonaire s'est démasquée, non pas
qu'il y ait eu diminution réelle du liquide, mais
abaissement de l'épanchement par suite du retrait
du poumon dont l'hyperémie s'est amendée.

Le diagnostic : épanchement peu considérable et
congestion pulmonaire intense du côté gauche était
donc justifié, car il est impossible d'admettre qu'un
épanchement datant de quinze jours, remplissant les
deux tiers de la plèvre, s'évanouisse ainsi en vingt-
quatre heures, tandis que nous savons que la congestion pulmonaire peut disparaître du jour au lendemain à toutes les périodes de son évolution.

Conclusions. — Nous retrouvons dans l'observation Berthe Legras, comme dans l'observation Stefannini, l'*association de la congestion pulmonaire* et de la *pleurésie*.

Mais, tandis que chez notre premier malade un seul côté de la poitrine était affecté, ici, au contraire, nous suivons du côté gauche l'évolution de la congestion pulmonaire et de la pleurésie en même temps que nous observons à droite la marche d'une congestion pulmonaire simple et nous avons là, chez un même sujet, un excellent terme de comparaison qui nous aide à attribuer à chacune de ces deux maladies, pleurésie et congestion, ce qui lui revient en propre. En effet, le côté droit donne des signes fort simples mais évidents de congestion pulmonaire consistant en outre de la douleur, en submatité, faiblesse respiratoire, expiration prolongée et atténuation des vibrations thoraciques, et ce sont ces mêmes signes que nous retrouvons à gauche quoique moins nets, car ils sont voilés par les signes de l'épanchement, qui nous autorisent à faire le diagnostic de l'association de ces deux maladies.

Nous remarquons que dans cette observation comme dans la précédente, l'*épanchement est peu abondant* et que cependant *au début, d'après la façon dont le liquide était réparti, on aurait pu croire facilement à un épanchement très-considérable.*

Nous allons citer maintenant une observation dans laquelle on rencontre, en outre d'un *épanchement pleural* avec *congestion pulmonaire* du côté *gauche*, un *noyau de pneumonie* du même côté.

Serrand.   3

Obs. III. — Lemonier (Gustave), né à Colbec, Eure, tourneur en cuivre, âgé de 25 ans, entré dans le service de M. Potain, hôpital Necker, salle Saint-Luc, lit n° 11, le 13 février 1878. Bonne santé antérieure, jamais d'affections pulmonaires.

Dans la nuit du *dimanche* 10 *février*, s'est refroidi dans une cave où il est resté environ huit heures.

Le lendemain et le surlendemain il travaille comme d'habitude et est à peu près dans son état normal ; mais le *mardi*, 12 *février*, il est forcé de discontinuer son travail deux à trois heures après l'avoir commencé ; il éprouve une céphalalgie intense, il a de la fièvre, il est courbaturé, avec cela un point de côté assez modéré à gauche, il tousse très-peu, ne crache pas, ne vomit pas.

Le 13 *Février*. (*Entrée dans le service.*) *Soir.* P. 92. — T. 40°,8.

Nous sommes au 2° jour.

Point de côté à gauche, peu de dyspnée, céphalalgie, pas de nausées.

Examen de la poitrine. — *A gauche :* La respiration faible s'entend cependant jusqu'à la base, l'expiration est rude et faiblement soufflante à la partie moyenne de la fosse sous-épineuse. Egophonie. Pas de râles crépitants.

A droite : Rien.

Crachats rouillés. Langue blanche humide.

Le 14, *matin.* P. 84. — T. 39°. Point de côté à gauche, peu de dyspnée, céphalalgie, pas de nausées.

Examen de la poitrine. — *A gauche, en avant :* Léger tympanisme sous la clavicule. Respiration normale à droite et à gauche.

A gauche, en .arrière : Un peu de tympanisme dans la fosse sus-épineuse, obscurité du son au niveau de l'angle inférieur de l'omoplate ; matité absolue dans le quart inférieur.

Respiration légèrement affaiblie dans la fosse sus-épineuse. A partir de l'angle de l'omoplate, souffle bronchique à timbre doux et grave, à maximum le long du bord interne de l'omoplate au milieu de sa hauteur, au niveau de la racine des bronches.

Bronchophonie dans toute la partie moyenne et au niveau du quart inférieur broncho-égophonie.

Vibrations thoraciques atténuées à la partie moyenne et supprimées à la base.

Expectoration visqueuse, colorée, rouillée.

Cœur : bruits bien frappés, sans souffle.

Diagnostic : Épanchement pleural occupant le quart inférieur du côté gauche avec congestion pulmonaire gauche et noyau de pneumonie assez limité du même côté.

Traitement : 10 ventouses scarifiées en arrière, à gauche.

Ipéca. Tartre stibié.

Jp. Kermès, 0 gr. 10 ; Sp. Diacode, 30 gr.

Le 15, *matin.* P. 88. — 38°,6. — R. 50.

Les ventouses ont calmé l'oppression sur le moment, mais le mieux n'a été que passager.

Le malade a toussé dix à douze fois pendant la nuit qui a été sans sommeil. Grande soif.

Examen de la poitrine. — A gauche : Sonorité tympanique sous la clavicule, en arrière, matité dans le quart inférieur ; au-dessus de la matité, obscurité du son jusqu'à l'angle inférieur de l'omoplate, c'est-à-dire un peu moins haut que hier.

Souffle intense au niveau de la racine des bronches.

Un peu de broncho-égophonie vers le tiers inférieur.

Vibrations thoraciques supprimées à la partie inférieure, seulement atténuées à la partie moyenne.

Crachats nombreux, sucre d'orge.

Rien au cœur.

Traitement : Jp. Kermès, 0 gr. 20 ; Sp. Diacode, 30 gr.

Le 16, *matin.* P. 84. — T. 40°,2. — R. 42. Pas de sommeil. Crachats moins visqueux. Toujours douleur à gauche.

Examen de la poitrine. — A gauche : Souffle avec caractère très-franchement tubaire, depuis l'épine de l'omoplate jusqu'à l'angle inférieur.

Matité absolue du tiers inférieur avec murmure vésiculaire extrêmement affaibli et souffle à peu près nul en ce point.

Au-dessus du niveau de la matité broncho-égophonie toujours au même point, mais plus nette que les jours précédents.

Les vibrations thoraciques manquent dans la partie mate, mais sont seulement atténuées au-dessus.

Bruits du cœur nets, sans souffle.

Traitement : Ipéca, 1 gr. 50. Tartre stibié, 0 gr. 05.

Jp. Kermès, 0 gr. 10 et Sp. Diacode, 30 gr.

Vésicatoire à gauche. Bouillon.

Soir. P. 92. — T. 40°.

Le 17, *matin.* P. 88. — T. 40°. — R. 40. Un peu de sommeil, le malade se sent mieux.

Expectoration moins visqueuse.

Examen de la poitrine. — Même matité. Le souffle a un timbre presque caverneux. En arrière, vers la partie moyenne et sous l'aisselle , crépitation pleurale, râles à bulles fines et sèches produits par la respiration superficielle sous-pleurale et n'ayant aucune ressemblance avec les râles crépitants de retour.

Traitement : Jp. Kermès, 0 gr. 10; Sp. Diacode, 30 gr.

Le 18, *matin.* P. 76. T. 39°,2. — R. 36. Le malade a beaucoup toussé cette nuit. Expectoration mélangée de crachats pneumoniques et de crachats de congestion pulmonaire. Respiration plus facile.

Examen de la poitrine. — La matité est beaucoup plus complète, elle s'élève jusqu'à l'angle inférieur de l'omoplate , la sonorité reparaît seulement dans la fosse sous-épineuse.

Le souffle s'entend depuis l'épine de l'omoplate jusqu'à la base, avec son maximum au niveau de la racine des bronches ; il a un timbre caverneux, mais il est beaucoup plus doux que les jours précédents. Râles de crépitation pleurale, fins, secs, s'entendant surtout à la fin de l'inspiration dans la partie moyenne et sous l'aisselle. L'égophonie se trouve beaucoup plus haut dans la fosse sous-épineuse.

Bruits du cœur normaux.

Le 19, *matin.* P. 60. — T. 37°,6. — R. 32.

Examen de la poitrine. — *A gauche :* Un peu de sonorité tympanique dans la fosse sus-épineuse ; l'obscurité du son commence à l'épine de l'omoplate, elle devient complète un peu au-dessus du tiers inférieur.

Dans la moitié inférieure, silence à peu près complet, seulement quelques râles secs éloignés de l'oreille. Dans la moitié supérieure on entend un souffle large à timbre doux et grave, ayant son maximum à la racine des bronches.

Voix bronchique dans la fosse sous-épineuse et égophonie toujours un peu au-dessus de l'angle inférieur de l'omoplate.

Vibrations supprimées dans la partie inférieure, seulement atténuées dans la partie supérieure.

Les crachats sont à la fois des crachats de congestion pulmonaire et de pneumonie.

Le 20, *matin*. P. 60. — T. 37°,5. — R. 28.

Examen de la poitrine. — Même matité. Le souffle [doux et grave de la partie supérieure prend un timbre aigu et voilé vers le tiers inférieur.

Les vibrations, atténuées à la partie supérieure, cessent tout à coup un peu au-dessous de l'angle inférieur de l'omoplate.

Le 21, *matin*. P. 56. — T. 37°. — R. 20.

Examen de la poitrine. — Dans la moitié inférieure, silence presque complet avec quelques râles loin de l'oreille.

Changement de timbre progressif du souffle depuis l'épine de l'omoplate, où il est doux et grave, jusqu'à l'angle inférieur où il devient aigre et voilé.

Bronchophonie légère dans la fosse sous-épineuse devenant broncho-égophonie à la partie inférieure de l'omoplate.

Vibrations faibles dans la fosse sous-épineuse, nulles dans le tiers inférieur.

Crachats très-transparents, peu chargés de cellules de desquamation, tremblotants, gélatiniformes. Herpès de la paupière supérieure droite.

Le 23, *matin*. P. 76. — T. 37°. — R. 20.

Examen de la poitrine. — Matité à partir du milieu de la fosse sous-épineuse. La respiration s'entend jusqu'au quart inférieur. Dans la fosse sous-épineuse, expiration un peu prolongée, soufflante et un peu saccadée. Crépitation pleurale très-nette jusqu'au quart inférieur. A la partie moyenne bronchophonie évidente et vibrations thoraciques atténuées.

Encore un peu d'égophonie tout à fait à la base.

Bon appétit, état général satisfaisant.

Le 25 *matin*. T. 37°,2.

Examen de la poitrine. — Submatité dans le quart inférieur.

Le murmure vésiculaire est très-distinct et normal, sauf une légère diminution d'intensité à la base.

Pas d'égophonie.

Frottements légers, saccadés, tout à fait secs sous l'oreille, surtout dans les grandes inspirations.

Plus de souffle, ni de râles à la partie moyenne.

Le 26; *matin*. P. 96.

Examen de la poitrine. — Murmure vésiculaire encore un peu plus faible à la base gauche que du côté opposé.

Quelques froissements pleuraux très-légers sous l'aisselle.

Réflexions. — Lorsque ce malade est entré dans le service, il présentait un souffle bronchique occupant les deux tiers inférieurs de la poitrine du côté gauche, avec maximum à la moitié du bord externe de l'omoplate.

Il y avait du liquide dans la plèvre, la matité était absolue dans le quart inférieur du côté gauche de la poitrine; la pleurésie existant, était-il juste de lui attribuer ce souffle?

Nous savons que, dans la pleurésie, le souffle ne se produit que dans le cas d'épanchement abondant et n'apparaît qu'au bout d'un certain temps; ici nous avions peu de liquide et le souffle était survenu dès les premiers jours.

Le souffle pleurétique a un timbre aigu et voilé il semble venir de loin; ici le souffle avait un timbre à la fois doux et grave.

Dans la pleurésie, le souffle s'entend à la partie supérieure de la matité dans un point défini par rapport à l'épanchement; ici, au contraire, le souffle s'entendait très-loin et son maximum était au niveau de la racine des bronches, tandis que l'épanchement était limité tout à fait à la partie inférieure.

Donc *le souffle observé* n'avait *ni le timbre, ni le siége, ni la date d'apparition* du souffle pleurétique, puisque c'était un *souffle à timbre doux et grave, à maximum au niveau de la racine des bronches* et qu'il *était apparu d'emblée.*

Pouvait-on penser chez ce malade à une hépatisation rouge ou à une hépatisation grise étendue?

On a dû rejeter tout d'abord l'*hépatisation grise*, le malade *n'ayant rien de l'état général qui l'accompagne.*

Les crachats étaient à cette époque ceux d'une pneumonie franche au 2ᵉ degré; fallait-il en conclure que le malade était atteint d'une hépatisation rouge occupant les deux tiers de la hauteur du poumon?

Cela n'était pas plus admissible; en effet, le souffle qui existait dans les deux tiers inférieurs du côté gauche, et dont le maximum était au niveau de la racine des bronches, ne s'accompagnait pas de matité considérable, mais correspondait seulement à une obscurité du son; il n'avait pas succédé à des râles crépitants, mais, au contraire, avait eu une apparition hâtive, son timbre n'était pas rude et tubaire, mais, comme nous l'avons dit, il était à la fois doux et grave. C'était là un *souffle de congestion pulmonaire* et non de pneumonie au 2ᵉ degré.

Il faut ajouter que nous constations en même temps non pas une exagération des *vibrations thoraciques*, mais bien *leur atténuation*, ce qui était encore un bon signe d'hyperémie du poumon.

Enfin à l'épanchement et à la congestion se joignait un noyau de pneumonie assez limité ainsi que l'indiquait l'expectoration visqueuse colorée rouillée.

Nous savons que la fièvre de la congestion pulmonaire tombe rapidement en un ou deux jours, tandis que la défervescence de la pneumonie se fait autour du septième jour.

Notre malade avait dès le premier jour une fièvre intense, 40°,8, mais cette fièvre, dès le lendemain de son entrée, est descendue de près de 2 degrés. Cet abaissement de la température s'est maintenu pendant deux jours, puis il y a eu une ascension et enfin, au huitième jour, la défervescence s'est faite.

Nous avons vu survenir quelques râles crépitants fins tout à fait superficiels qui étaient des râles de crépitation pleurale.

Le 19 février, nous avons assisté à une élévation de la ligne de niveau du liquide; les vibrations ont cessé d'être perçues dans une étendue plus grande à la base, en même temps l'égophonie remontait et le souffle devenait plus intense.

Ici, comme l'a indiqué judicieusement Laënnec, c'est l'épanchement qui a dû contribuer à augmenter l'intensité du souffle.

En effet, toutes les fois qu'une pleurésie survient seule, l'épanchement rétrécit le calibre des bronches; de là un souffle aigu, voilé; quand, au contraire, une congestion ou une pneumonie s'est produite et que la pleurésie survient ensuite, la présence du liquide ne fait qu'augmenter l'intensité du son.

Chez ce malade, l'épanchement s'est élevé dans une certaine mesure autour d'un poumon congestionné, aussi avons-nous vu le souffle devenir plus intense que pendant les premiers jours. Du reste on entendait en même temps des râles crépitants au travers de l'épanchement et la congestion pulmonaire s'affirmait au-dessus du liquide par l'obscurité du son et par le souffle bronchique.

Remarquons que les râles crépitants apparaissent ici après le souffle au lieu de le précéder, et que celui-ci continue à ne pas être en rapport avec la distribution de la matité.

Nous sommes frappé par le manque de similitude qui existe entre la perception des vibrations thoraciques et l'auscultation de la voix. Il semblerait, en effet, que la cause qui produit la bronchophonie doit amener l'exagération des vibrations thoraciques.

Le 23 février il y a encore un peu de liquide à la partie tout à fait inférieure, et l'élément congestion n'a pas disparu complétement.

Le 25 février il n'y a plus de liquide; les deux plèvres sont un contact réciproque. La matité de la base est due à de l'atélectasie pulmonaire.

Conclusions. — Nous voyons que la présence de cette lésion d'un degré supérieur, la *pneumonie, loin d'enlever à l'association de la congestion pulmonaire et de la pleurésie, l'importance que présente son diagnostic, lui en attribue une encore plus considérable,* car, si dans le cas actuel l'hyperémie du poumon avait été méconnue on aurait nécessairement donné aux phénomènes cliniques une interprétation tout autre, et d'après leur étendue et leur gravité apparente on eût été amené à

porter un pronostic fâcheux que la marche ultérieure
de la maladie et sa terminaison rapidement heureuse
seraient venu démentir.

Nous rapportons à la suite de l'observation Lemonier une observation que nous devons à l'obli-
geance de M. Henry Destureaux, externe dans le
service de M. Brouardel.

Bien que la présence de la congestion pulmonaire
n'ait pas été diagnostiquée, nous croyons que l'association de l'hyperémie du poumon à la pleurésie
n'est pas douteuse dans ce fait; en effet on y trou-
vera la plupart des signes de la congestion, et non-
seulement on remarquera de grandes variations dans
les symptômes fonctionnels et les signes physiques
de la maladie, mais on sera frappé par les brusques
modifications survenues du jour au lendemain dans
la répartition de l'épanchement, toutes choses déjà
signalées par nous dans la précédente observation avec
laquelle celle-ci offre du reste de nombreux points
de ressemblance.

Obs. IV. — Bakenval (Madeleine), âgée de 40 ans, entrée dans
le service de M. Brouardel, hôpital Saint-Antoine, salle Sainte-
Geneviève, lit n° 22, le 2 janvier 1878.

Bonne santé habituelle, quoique toussant facilement.

Après un refroidissement s'est mise au lit *le 27 décembre
avec une fièvre qui a été très-forte pendant les trois premiers
jours*, pas de frisson, mais céphalalgie, toux quinteuse et *points*
douloureux en arrière et à gauche exagérés par la toux et par
la pression. Pas de sommeil.

Teinte sub-ictérique des conjonctives. Constipation.

Le 29 *Décembre, troisième jour, on a fait vomir* la malade
et on lui a appliqué un vésicatoire en arrière à gauche. Diarrhée
consécutive au vomitif.

Le 2 Janvier. (Entrée dans le service). Matin, T. 39°2.

Nous sommes au septième jour de la maladie, le pouls est fort et brusque, il est assez rapide.

Toux quinteuse, expectoration visqueuse, gommeuse, légèrement aérée, adhérente au vase, les crachats n'ont jamais été mêlés de sang.

Toujours les mêmes points douloureux. Dyspnée. Très-légère teinte sub-ictérique, langue saburrale, rouge sur les bords. Anorexie. Insomnie.

Examen de la poitrine. —A gauche, en avant : Sonorité un peu skodique au sommet. Respiration normale. *A gauche, en arrière :* Diminution de la sonorité à partir de l'angle inférieur de l'omoplate.

Râles sibilants à la partie supérieure.

Vers l'angle de l'omoplate, respiration soufflante et quelques bouffées de râles fins à l'inspiration ; râles sous-crépitants plus gros à la toux.

Vibrations thoraciques normales.

Bronchophonie à la partie moyenne et voix un peu chevrotante au niveau de la submatité.

Rien au cœur. Le foie est endolori et déborde de 4 centimètres les fausses côtes.

Le 3, *matin.* P. 80. — T. 38°2. — R. 42.

Examen de la poitrine. —A droite : Sonorité un peu diminuée au sommet.

A gauche la matité remonte jusqu'au niveau de la fosse sous-épineuse ; un peu de souffle au-dessous de l'angle de l'omoplate et vers le rachis. Voix chevrotante vers la partie mate.

Diagnostic : Pleuro-pneumonie gauche.

Traitement. Jp. Diacode. Lavement purgatif. Bouillon.

Le 4, *matin.* P. 90. — T. 39°2. — R. 44. Etat général aggravé, beaucoup de fièvre pendant la nuit. Point de côté aussi fort.

L'épanchement a beaucoup augmenté. Souffle intense.

Le cœur n'est pas déplacé.

Traitement. Infusion avec 30 centigr. de poudre de digitale.

Soir. T. 41°. — R. 48.

Le 5, *matin.* P. 82. Face grippée.

Examen de la poitrine. — Matité jusqu'à la naissance de l'omoplate. Submatité jusqu'à l'épine. Souffle voilé, moins marqué qu'hier.

Egophonie dans la fosse sous-épineuse, surtout franche en dehors de l'omoplate.

Le 6, *matin*. P. 70. — T. 36°. — R. 26. Va beaucoup mieux, l'oppression est bien moins grande.

Crachats abondants, filants, aérés.

Examen de la poitrine. — La *matité* est *beaucoup plus limitée* et elle est bien moins prononcée, c'est ce que Skoda appelait un son tympanique mat.

L'épanchement semble avoir diminué et de plus être lamelleux, car la respiration est perceptible jusqu'à la base.

On entend un souffle dans la fosse sous-épineuse avec quelques râles muqueux.

Très-légère égophonie dans la fosse sous-épineuse.

A gauche : en avant, quelques râles muqueux.

La défervescence et la descente de l'épanchement ont été aussi brusques que l'élévation de la température et l'ascension du liquide ont été rapides.

L'épanchement a en quelque sorte disparu subitement.

Le 7, *matin*. P. 80. — T. 37°1. La malade va mieux, quoique toussant beaucoup.

A la base, bronchophonie plutôt qu'égophonie.

La respiration n'est que très-légèrement soufflante.

Le 8, *matin*. T. 37°2. Crachats légèrement visqueux, filants, aérés.

Quelques gros râles.

Le 12, *matin*. Submatité relative du côté gauche. Râles sous-crépitants, gros au tiers inférieur du poumon gauche.

Léger souffle au-dessus.

Rien aux sommets.

Le 18, *matin*. Toux bien moins fréquente. Crachats gommeux encore assez abondants. Pas de sueur nocturne, pas de diarrhée. Persistance de la diminution de sonorité à gauche.

Le souffle a disparu, quelques râles fins au tiers moyen.

Submatité du sommet droit, et quelques râles humides en ce point.

Le 23, Sort guérie.

Un autre genre de *preuves de l'association de la congestion pulmonaire à la pleurésie* nous est fourni par les deux observations suivantes dans lesquelles on crut à la prédominance de l'épanchement sur la congestion jusqu'au moment où la ponction vint démontrer qu'au contraire le liquide était peu abondant et qu'il fallait rapporter la plupart des phénomènes cliniques à l'état congestif du poumon.

Obs. V. — Fricault (Gustave), cocher, âgé de 28 ans, entre, dans le service de M. Potain, hôpital Necker, salle Saint-Luc, lit n° 6, le 5 janvier 1878.

Très-robuste, pas de maladies antérieures.

Il toussait déjà depuis quelques jours, quand, le 31 décembre dernier, il ressent des douleurs vagues dans le côté droit et éprouve de la céphalalgie et un malaise général; cependant il continue son travail ce jour-là et le suivant, et assure n'avoir fait aucun excès et ne pas s'être exposé au froid plus que de coutume.

Le 2 *Janvier* il se réveille avec un *point de côté* très-fort dans la région sous-mammaire droite vers le 5° espace intercostal.

Il lui est impossible de travailler, la douleur du côté est intense, elle est exaspérée par la marche et surtout par l'action de monter les escaliers ; il a beaucoup de peine à rentrer dans sa chambre.

Il se remet au lit avec de *la toux* qui est extrêmement pénible par la douleur qu'elle provoque, avec de *petits frissons*, de la *courbature* et de la *céphalalgie*. L'appétit est à peu près conservé, la soif est modérée.

Les différents symptômes sont peu accusés, à l'exception de la douleur de côté qui est extrême.

Le 3 et le 4. Même état.

Le 5 *Janvier*. Quatrième jour de sa maladie il se lève pour *entrer à l'hôpital.*

Soir. P. 64. — T. 37°9. — R. 28. Point de côté persistant à la région sous-mammaire droite au 5° espace intercostal.

A droite : Submatité dans le tiers supérieur.

Matité absolue dans les deux tiers inférieurs.

Murmure respiratoire nul au-dessous de l'angle inférieur de l'omoplate.

Pas de souffle. Broncho-égophonie au-dessous de l'angle de l'omoplate.

Bruits du cœur normaux.

Mensuration thoracique : 45 centimètres à droite, 42 centimètres 1γ2 à gauche ; *périmètre général 87 centimètres* 1γ2.

Le 6, *matin*. T. 37°6. — R. 28. Peu de gêne respiratoire.

Examen de la poitrine. — A droite : Bruit skodique sous la clavicule.

La submatité de la fosse sus-épineuse fait place plus bas à une matité absolue qui se prolonge jusqu'à la base.

Le murmure respiratoire est très-affaibli jusque dans la fosse sous-épineuse.

Souffle à timbre un peu caverneux dans toute la partie moyenne.

Respiration nulle à la base.

Bronchophonie dans toute la partie moyenne. Un peu de chevrotement mais pas une vraie égophonie au niveau de la matité.

En avant l'épanchement remonte jusqu'au tiers supérieur de la poitrine.

Mensuration thoracique : 45 centimètres à droite, 43 centimètres à gauche ; *périmètre général 88 centimètres.*

Le cœur est refoulé. Sa pointe bat dans le 4° espace intercostal en dehors du mamelon.

Bruits réguliers un peu assourdis, pas de souffle.

Crachats blancs, peu aérés, ressemblant à une solution de gomme.

Diagnostic : Epanchement pleurétique et congestion pulmonaire du côté droit.

Traitement. Jp. Diacode. Tisane chiendent nitré.

Le 7, *matin*. Le point de côté persiste, cependant la respiration est assez facile.

Examen de la poitrine.—A droite : En avant, la matité s'est abaissée de 3 centimètres. Le murmure vésiculaire est rude dans le tiers supérieur.

En arrière, la matité ne devient absolue qu'à partir de 2 centimètres au-dessous de l'angle de l'omoplate. A la matité correspond un silence complet.

Pas de souffle. Très-légère égophonie à l'union du tiers supérieur avec les deux tiers inférieurs.

Les vibrations thoraciques quoique très-atténuées sont cependant sensibles au-dessus de la matité.

Mensuration thoracique : 46 centimètres à droite, 43 centimètres à gauche ; *périmètre général 89 centimètres.*

Traitement : 6 ventouses scarifiées à droite. Infusion de Jaborandi, 2 grammes.

Le 8, *matin.* T. 37°,2. Le *point de coté a beaucoup diminué d'intensité.* L'infusion de jaborandi n'a produit ni salivation, ni sudation. Quelques crachats gommeux striés de sang. La matité et le silence respiratoire occupent les mêmes limites.

Mensuration thoracique : 46 centimètres à droite, 44 centimètres à gauche ; *périmètre général 90 centimètres.*

Le 9, *matin.* T. 37°,5 ; — R. 32. Peu de toux, peu d'expectoration.

A droite : En avant, la matité est remontée de 2 centimètres.

En arrière, matité dans toute la fosse sous-épineuse. Le liquide est remonté au niveau du premier jour. Souffle voilé et égophonie dans le milieu de la fosse sous-épineuse.

Traitement : Deuxième application de 6 ventouses scarifiées. Nouvelle infusion de jaborandi, 4 grammes.

Le 10, *matin.* P. 54. — R. 28. Expectoration, solution de gomme peu abondante.

Le malade a à peine transpiré, le *point de côté a disparu complétement*, il ne reste qu'un peu de picotement à la toux.

La respiration est peu gênée.

Examen de la poitrine. — A droite : En avant, matité remontant jusqu'à la deuxième côte.

En arrière, la matité remonte jusqu'à la fosse sus-épineuse, mais elle cesse d'être absolue au-dessus du tiers inférieur de la fosse sous-épineuse.

Souffle un peu voilé, mais large et presque amphorique dans la fosse sous-épineuse.

Les vibrations sont atténuées à la partie supérieure, elles cessent vers le tiers inférieur de la fosse sous-épineuse.

Le 11, *matin.* P. 68. — T. 38°,2. — R. 28. Mêmes signes. Jp. Diacode.

Le 12, *matin.* P. 72.— T. 37°,4. — R. 24. Quelques crachats, solution de gomme. *Pas de changement dans la matité.*

En présence de la non-résorption du liquide et de la petite part de la congestion pulmonaire, M. Potain se décide à pratiquer la *thoracentèse,* quoiqu'il n'y ait ni fièvre, ni gêne respiratoire en rapport avec la quantité apparente du liquide.

Mensuration thoracique : 46 centimètres à droite, 43 centimètres à gauche ; *périmètre général 89 centimètres.*

Ponction dans le sixième espace intercostal, ligne axillaire.

500 grammes, la pression oscille entre $+ 11$ et $+ 7$

—   — $+ 4$ et $- 4$

600 grammes à 1100   — $+ 1$ et $- 6$

Mensuration thoracique : 45 centimètres 1/2 à droite , 43 centimètres à gauche ; *périmètre général* 88 *centimètres* 1/2.

On a retiré 1125 *grammes* d'un liquide citrin clair, sans aucun détritus.

Sur le moment un peu d'oppression.

Pouls tranquille, pas de toux, pas de dyspnée.

Examen de la poitrine apès la ponction. —A droite : *En avant* la matité est descendue de 3 centimètres.

En arrière, abaissement rapide au premier moment, puis état stationnaire, en somme peu de diminution.

La matité est absolue jusqu'à 3 centimètres au-dessus de l'angle inférieur de l'omoplate. Submatité à la partie supérieure.

Respiration très-faible dans la fosse sus-épineuse, nulle plus bas.

Souffle voilé au niveau de l'angle inférieur, à cet endroit égophonie.

Les vibrations normales dans la fosse sus-épineuse vont en s'atténuant et cessent au-dessus de l'égophonie.

La pointe du *cœur* est revenue en dedans de 3 centimètres.

Le 13, *matin.* P. 63. — R. 24. Le malade a sommeillé la veille après la ponction, a pris un bouillon deux heures après.

Pas de fièvre, pas de dyspnée, peu de toux, peu d'expectoration.

Matité stationnaire. Pas de souffle. Les vibrations thoraciques sont absentes dans toute la matité et le bruit respiratoire n'y est pas entendu.

Un peu d'égophonie au-dessous du niveau. En somme le liquide ne s'est pas reproduit.

— 51 —

Traitement : Vésicatoire en arrière à droite. Jp. diacode avec teinture de scille, 40 gouttes.

Le 14, *matin*. La matité remonte à la même hauteur. La respiration s'entend un peu mieux au-dessus.

Voix chevrotante au niveau de la matité.

Les 15, 16, 17. État stationnaire, la matité occupe les mêmes limites.

Le 18, *matin*. La ligne de niveau est toujours à 3 centimètres au-dessus de l'angle inférieur de l'omoplate.

Dans la zone mate, silence complet. Souffle bronchique assez fort dans la fosse sous-épineuse.

Broncho-égophonie.

Les 19, 20, 21. État stationnaire.

Le 22, *matin*. *En avant* la matité s'est abaissée de 3 centimètres.

En arrière pas de changement.

La voix est très légèrement chevrotante, mais ce n'est pas de l'égophonie franche.

Mensuration thoracique : 45 centimètres 1/2 à droite 43 centimètres 1/2 à gauche ; *périmètre général* 89 *centimètres*.

Le 23, *matin*. P. 60. — T. 37°,2.

Examen de la poitrine. — *A droite*: *En arrière*, même limite de la matité qui remonte 2 centimètres au-dessus de l'angle inférieur l'omoplate.

Silence dans les parties mates, cependant lorsqu'on oblige le malade à respirer très-fort, il semble qu'on entend par moment une respiration excessivement lointaine. Pas de souffle. Pas d'égophonie.

Les vibrations thoraciques existent très-atténuées jusqu'à 2 centimètres au-dessous du niveau de la matité, puis elles cessent d'être perçues jusqu'à la base.

Mensuration thoracique : 45 centimètres 1/2 à droite, 43 centimètres à gauche ; *périmètre général* : 88 *centimètres* 1/2.

Ponction exploratrice au septième espace intercostal. *Cette deuxième ponction* est *absolument sèche*.

Soir. T. 37°,4.

Le 24, *matin*. Des changements sont survenus très-rapidement.

A droite. Une zone de submatité remplace la partie supérieure

Serrand.

dè là matité et on entend en arrière une respiration faible, lointaine. La résonnance vocale est très-légèrement exagérée. Pas d'égophonie. Les vibrations existent dans tout le côté droit, très-atténuées cependant relativement à celles du côté gauche.

Le 25, *matin*. Mêmes signes et en plus quelques bruits de frottements secs dans l'aisselle.

Le 26, *matin*. La matité ne remonte que jusqu'à l'angle inférieur de l'omoplate et elle est moins absolue, ce n'est plus cette matité de bois du début.

Le murmure respiratoire quoique très-faible est distinct dans tout le poumon jusqu'en bas. Le froissement est très-bien entendu.

Mensuration thoracique : 44 centimètres 1/2 à droite, 42 centimètres 1/2 à gauche ; *périmètre général 87 centimètres*.

Ne tousse plus. Bon appétit.

Au *cœur*, souffle anémique passager ; aux *jugulaires*, souffle anémique très-prononcé.

Traitement : Vin de quinquina. Deux pilules de Rabuteau avant chaque repas.

Le 28, *matin*. Crachats muqueux en très-petite quantité.

En arrière à droite : La matité occupe la moitié inférieure. Tout à fait en bas, froissements sous l'oreille. Malgré ce frottement qui indique que le poumon est au contact de la paroi, le murmure vésiculaire est excessivement faible.

Le 30, *matin*. Les nuits sont très-bonnes. Le malade tousse à peine.

En arrière, la matité occupe toujours la moitié inférieure dans laquelle on entend des frottements pleuraux rudes très prononcés et un murmure respiratoire faible.

Mensuration thoracique : 44 centimètres à droite, 42 centimètres à gauche ; *périmètre général 86 centimètres*.

Le 31, *matin*. Gros frottements à la base droite.

Le 2 février, *matin*. Etat général excellent.

La résonnance n'est pas revenue à la base droite et cependant on y entend la respiration, quoique toujours affaiblie et mélangée de quelques frottements beaucoup plus fins que les jours précédents.

Mensuration thoracique : 44 centimètres à droite, 42 centimètres à gauche ; *périmètre général 86 centimètres*.

Réflexions. — Après *quelques prodromes* fort légers consistant uniquement en un peu de toux, nous voyons que ce malade éprouve, le 31 *décembre,* des *douleurs dans le côté droit* avec de la *céphalalgie* et un *malaise général*; *trois jours après* il ressent une *douleur beaucoup plus intense* dans le même côté : il a de *petits frissons,* de la *céphalalgie* et de la *courbature.*

Y a-t-il eu, à trois jours d'intervalle, deux invasions succesives?

Cela nous semble probable.

Faut-il rattacher l'une d'elles à telle affection plutôt qu'à telle autre?

Nous verrons, en effet, que nous avons affaire ici à *deux affections associées, pleurésie* et *congestion pulmonaire,* et si ce mode de début, qui semble si bien convenir à l'association de ces deux maladies thoraciques, est fort rare, il n'en est pas moins intéressant à signaler.

Le 5 janvier, jour d'entrée, la maladie datait de sept ou quatre jours, suivant qu'on la fait débuter le 31 décembre ou le 2 janvier; il y avait alors des *signes d'épanchement très-formels* : matité absolue dans les deux tiers inférieurs, silence complet à la base, voix chevrotante. En dehors de ces signes physiques, qui sont très-accusés, nous voyons que le cœur est refoulé; l'épanchement doit donc être assez considérable, et nous serions tenté pour ce fait de faire remonter la pleurésie à la date la plus éloignée, c'est-à-dire au 31 décembre.

Mais ce n'est pas tout : l'examen nous a donné des

signes que l'on doit expliquer par autre chose que par la présence du liquide.

En effet, la submatité et l'affaiblissement du murmure respiratoire que l'on observe dans le tiers supérieur, le souffle à timbre presque caverneux descendant très-bas, la bronchophonie de la partie moyenne, les vibrations seulement atténuées à la partie supérieure nous font penser qu'il y a eu de la *congestion pulmonaire* en outre de l'épanchement pleurétique, et ce diagnostic est pleinement confirmé par l'expectoration solution de gomme caractéristique.

Le 8, au matin, la douleur thoracique est beaucoup moins intense, et le périmètre général de la poitrine qui, de 87 centimètres 1/2 qu'il mesurait le 5 janvier, jour d'entré du malade, est monté à 90 centimètres, commence dès lors à diminuer, mais l'épanchement ne dure pas.

Le 10 janvier, *le point de côté a disparu complètement* et le *périmètre thoracique continue à diminuer*. Cependant, nous observons peu de modifications dans la matité, qui est absolue jusqu'au tiers inférieur de la fosse sous-épineuse; malgré le niveau de l'épanchement, il y a peu de gêne respiratoire, ce qui tient évidemment à ce que la *congestion du poumon est faible*. Aussi, le 12 janvier, treizième jour de la maladie, en présence de la non-résorption de liquide et de la petite part de la congestion pulmonaire, M. Pothain se décide à la thoracentèse et retire 1.125 grammes d'un liquide citrin clair, sain, sans détritus.

Après cette ponction, le malade n'éprouve ni

dyspnée, ni toux, la pointe du cœur revient en dedans, mais le niveau du liquide ne baisse que de 3 centimètres en avant, un peu plus en arrière.

Les mensurations du périmètre thoracique, pratiquées avant et après la ponction, ne donnent qu'une rétrocession de 1/2 centimètre.

Le lendemain même niveau de la matité, le liquide extrait ne s'est pas reproduit.

Dix jours après, les signes étaient à peu près les mêmes, sauf qu'il n'y avait pas d'égophonie et qu'en obligeant le malade à respirer très-fort on semblait entendre une respiration excessivement lointaine, et qu'enfin les vibrations thoraciques étaient perçues un peu plus bas que le niveau de la matité. Le *périmètre thoracique* était alors *exactement le même qu'après la même ponction*.

On se décide à tenter une *ponction exploratrice* qui doit être sans danger, car le malade est un homme robuste et il a parfaitement supporté la première.

Cette ponction fut absolument sèche et le malade accusa une assez vive douleur.

Nous avions donc la *preuve* qu'il n'existait qu'une *très-petite quantité de liquide*, mais en revanche une *congestion pulmonaire assez prononcée*. Des changements surviennent alors très-rapidement.

Dès le lendemain de la ponction exploratrice, une zone de submatité remplace la partie supérieure mate, des froissements pleuraux montrent que le poumon est au contact de la paroi, la respiration commence à être perçue quoique très-affaiblie, les vibrations thoraciques sont sensibles jusqu'à la base, il n'y a pas d'égophonie.

Ce sont bien là les signes de la congestion pulmonaire.

Non-seulement cette ponction exploratrice n'a pas eu d'inconvénients sérieux, mais on serait presque tenté de se demander si, par la douleur causée, elle n'a pas opéré une sorte de révulsion, et si elle n'est pas pour quelque chose dans les modifications que nous voyons survenir si brusquement, immédiatement après elle, dans les signes physiques et dans l'état général du malade.

A partir de cette ponction nous observons une rapide rétrocession du périmètre général de la poitrine, évidemment elle est due aux modifications qui s'opèrent dans le poumon lui-même, puisque des frottements indiquent qu'il n'y a plus de liquide dans la plèvre.

Le périmètre général de la poitrine qui mesurait 88 centimètres 1/2 le 23 janvier, jour de la ponction sèche, ne donne plus que 86 centimètres le 30 janvier. On ne peut donc pas dire que si nous n'avons pas rencontré du liquide, c'est qu'il y avait des fausses membranes et supposer l'atélectasie du poumon, car *cette diminution de 2 centimètres 1/2 survenue depuis le 23 janvier dans le périmètre thoracique montre bien que lorsque la ponction exploratrice a été pratiquée il n'y avait pas alors atélectasie mais bien congestion du poumon.*

Obs. VI. Suire (Louis), journalier, âgé de 41 ans. Entré dans le service de M. Potain. Hôpital Necker. Salle Saint-Luc, lit n° 6, le 3 février 1877.

Bonne santé antérieure, n'a jamais eu d'affections pulmonaires.

Le 12 *Janvier* 1877, il est pris de frissons avec point de côté à gauche; il tousse à peine, n'a pas de fièvre notable.

Dans la *nuit du* 14 *au* 15, sans cause connue, comme le 12, douleur de côté encore plus vive; le malade tousse et éprouve de la gêne respiratoire, il reste dix jours au lit, il prend trois vomitifs et se fait poser un vésicatoire.

Depuis le 25 il se lève et sort même, malgré quelques accès de fièvre.

Le 3 *Février, (Entrée dans le sevice). Spir.* P. 112.—T. 40°,4.

A gauche: matité et suppression des vibrations thoraciques, au-dessous de l'angle inférieur de l'omoplate.

Murmure vésiculaire très-faible en haut, nul dans les deux tiers inférieurs.

Souffle bronchique s'entendant dans la zone de matité et prenant le caractère caverneux et même amphoro-caverneux un peu au-dessous de l'angle de l'omoplate et au voisinage du rachis.

Broncho-égophonie surtout dans les parties supérieures et externes de l'épanchement.

La courbe de niveau est presque circulaire et est à peu près de la même hauteur dans la ligne axillaire que dans le dos.

Sous la clavicule gauche, sonorité un peu diminuée avec une tonalité plus aiguë. Pas de râles.

Mensuration thoracique : 45 centimètres à gauche, 45 centimètres à droite; *périmètre général* 90 *centimètres.*

Pointe du cœur non déviée.

Diagnostic : pleurésie gauche avec *congestion pulmonaire gauche.*

Le 4, *matin.* T. 37°,2. Pouls assez mou. Matité à partir de l'angle inférieur de l'omoplate. Faiblesse de la respiration au-dessus de ce point; le murmure vésiculaire cesse d'être perçu au niveau de l'épanchement, ainsi que les vibrations thoraciques.

Pas d'égophonie ni de bronchophonie. Pas de souffle ni de râles.

Son skodique sous la clavicule gauche.

Liquide évalué à 1,500 grammes environ.

Cœur : pas de déplacement de la pointe ; bruit de souffle extra-cardiaque au-dessus de la pointe.

Traitement : Pilule thébaïque, 0,05. Vésicatoire. Chiendent nitré.

Le 5, *matin*. P. 92.

Le niveau de l'épanchement s'est élevé de 4 centimètres au-dessus de l'angle inférieur de l'omoplate. Toujours pas de déplacement de la pointe du cœur.

Le 6, *matin*. P. 96. — T. 38°.

Mensuration thoracique : 45 centimètres à gauche, 46 centimètres à droite ; *périmètre général* 91 *centimètres*.

Le périmètre total a augmenté, le *niveau s'est encore un peu élevé*. M. Potain compte faire demain la thoracentèse à cause de la durée de la maladie qui est aujourd'hui à son vingt-deuxième jour ; de plus, les accidents généraux, fièvre, état du poumon diminuent, *tandis que le liquide augmente*.

Le 7, *matin*. T. 38°, 6. Même niveau de l'épanchement.

Ponction : Un trocart fin est introduit dans la partie externe du sixième espace intercostal.

Pas de liquide, mais seulement *un peu de sang*. Il n'y a donc *pas ou presque pas de liquide dans la plèvre* ; on a surtout affaire à de la *congestion pulmonaire*.

Soir. T. 37°.8.

Le 8, *matin*. P. 68. — T. 37°. — R. 20.

La matité remonte moins haut que les jours précédents, jusqu'à 2 centimèsres au-dessus de l'angle inférieur de l'omoplate.

Respiration distincte dans la fosse sus-épineuse et dans la partie supérieure de la fosse sous-épineuse ; silence absolu au-dessous jusqu'à la base.

Vers l'angle inférieur, souffle doux qui n'a pas le timbre aigu des souffles pleurétiques.

Broncho-égophonie. Les vibrations ne sont pas très-atténuées.

État général bon, appétit, respiration assez facile.

Mensuration thoracique : 45 centimètres à gauche, 47 centimètres à droite ; *périmètre général* 92 *centimètres*.

Le 9, *matin*. P. 68. Pas de fièvre, peu de gêne respiratoire. Vibrations thoraciques jusqu'à deux ou trois travers de doigt au-dessus de l'angle inférieur de l'omoplate. Pas de souffle ni de bronchophonie. Faiblesse du murmure respiratoire à la partie inférieure sans aucun bruit anormal, ni modification des bruits autre que la faiblesse.

Le 11, *matin. A gauche :En avant,*sonorité et respiration normales.

En arrière. Matité jusqu'à l'angle inférieur de l'omoplate.

Murmure respiratoire plus manifeste que la veille. Un peu de souffle vers le milieu de la matité.

Traitement : vin de quinquina, 60 grammes,

Le 12, *matin.* Souffle bronchique léger. Vibrations atténuées. Respiration facile.

Mensuration thoracique : 45 centimètres à gauche, 46 centimètres 1/2 à droite ; périmètre général 91 *centimètres* 1/2.

Le 13, *matin.* Râles sous-crépitants fins à la partie moyenne du poumon.

Le 17, *matin. Etat à la sortie. A gauche en arrière,* le niveau de la matité est resté le même. Murmure vésiculaire très-affaibli, pas d'égophonie, retentissement de la voix moindre que du côté opposé.

Vibrations légèrement atténuées.

Mensuration thoracique : 43 centimètres 1/2 à gauche, 15 centimètres 1/2 à droite ; *périmètre général* 89 *centimètres.* Il y a eu une *retrocesstion de 3 centimètres depuis la ponction sèche.*

Etat général excellent. Aucune gêne respiratoire. *Exeat.*

Réflexions. — La thoracentèse n'a pas abouti parce qu'on ne savait pas quelle était la prédominance de la congestion pulmonaire, quelle était la prédominance de l'épanchement.

Le diaphragme a été évité, le poumon ne l'a pas été, le traumatisme du poumon est le moins grave des deux. Les signes physiques ont diminué d'intensité dès le lendemain, comme si la thoracentèse avait produit une révulsion utile.

Quant à la piqûre du poumon, elle n'a pas donné lieu à un pneumothorax. parce qu'il s'est formé comme d'habitude, en pareilles circonstances, un caillot obturateur.

Ici à *beaucoup de congestion* correspondait donc *peu d'épanchement.*

Tel est l'enseignement de cette thoracentèse rouge.

Des observations que nous venons de citer, il résulte d'une façon certaine l'*association* de la *congestion pulmonaire* et de la *pleurésie*. Nous allons maintenant essayer d'analyser ces observations, afin de *mettre en relief* les *symptômes qui permettent de reconnaître* la *congestion pulmonaire derrière l'épanchement pleurétique.*

Ces symptômes sont nombreux et mobiles comme ceux de la congestion pulmonaire idiopathique elle-même; néanmoins, malgré leur mobilité, ils sont cependant assez caractéristiques pour que l'hyperémie du poumon soit reconnaissable, quand on examine le malade avec attention.

Ces symptômes s'associent entre eux de différentes façons, ils s'associent aussi aux symptômes de la pleurésie de diverses manières, et font ainsi des types cliniques variés. Cependant il en est un plus fréquent que les autres : c'est l'association d'une pleurésie légère, caractérisée par une matité absolue, mais peu étendue en hauteur, et d'une hyperémie pulmonaire amenant dans presque tout le reste du poumon de l'obscurité du son, et des modifications plus ou moins grandes dans le timbre, le rhythme et l'intensité du murmure respiratoire qui ne cessse cependant pas d'être perceptible.

Mais à côté de ce type dont le diagnostic est facile,

il en est d'autres, et ils sont nombreux, dans lesquels l'association de ces deux éléments pathologiques n'est révélée que par des symptômes peu accusés et par des signes qui n'acquièrent de la valeur que pour ceux qui connaissent bien les symptômes et la marche habituelle de chacune de ces deux affections.

Nos observations ne nous permettent pas de dire la part qu'il faut faire à la congestion pulmonaire dans les *symptômes généraux* de la pleurésie, mais il est bien probable toutefois que lorsque, *au début*, on observe une *modification brusque et heureuse* dans les *phénomènes thermiques* de la pleurésie, cette amélioration s'explique mieux par l'*évolution d'un élément mobile* comme la *congestion* que par celle d'une lésion fixe comme la pleurésie.

Si nous interrogeons maintenant les *symptômes fonctionnels*, nous voyons qu'ils ont une grande importance.

La *toux* est sèche dans la pleurésie, et si le malade a de l'expectoration, c'est que derrière la pleurésie il y a autre chose, bronchite, pneumonie ou congestion pulmonaire, et si cette expectoration a les caractères que nous sommes habitués à lui trouver dans l'hyperémie du poumon, c'est-à-dire, si elle est gommeuse, filante, peu aérée, couvrant le fond de vase en nappe, au lieu d'être muqueuse ou bien visqueuse, rouillée, on doit en conclure qu'il y a de la congestion pulmonaire associée à la pleurésie, et il est bien rare que ce symptôme soit isolé et qu'on ne trouve pas en même temps d'autres signes qui viennent confirmer cette première induction.

C'est ainsi que dans l'*observation* I (*Stefannini*), le 16 mars, jour où l'on constate un épanchement chez ce malade, déjà porteur d'une congestion du poumon droit, nous voyons signalé, en outre, de l'*expectoration caractéristique*, solution de gomme peu aérée, de la submatité de la fosse sous-épineuse, une inspiration rude avec expiration faible et soufflante à la partie supérieure du même côté, enfin de la broncho-égophonie.

Dans l'*observation* II (*Legras Berthe*), nous avons rencontré de la broncho-égophonie en même temps que l'*expectoration caractéristique*.

La congestion pulmonaire avait été diagnostiquée dès le début dans l'*observation* III (*Lemonier*), grâce à différents signes bien accusés, et cependant l'expectoration caractéristique faisait défaut; elle était remplacée par des crachats rouillés qui étaient le seul indice d'un noyau de pneumonie assez limité qui venait compliquer cette pleurésie; mais nous voyons le sixième jour de la maladie les crachats changer de nature, et l'*expectoration* être alors constituée par un *mélange* de *crachats pneumoniques* et de *crachats* de *congestion pulmonaire*.

En résumé, l'expectoration n'existe pas dans la pleurésie à l'état de simplicité, et cela s'explique naturellement par l'absence de lésions pulmonaires ou bronchiques; mais dès que le malade crache, on est obligé d'admettre qu'il y a autre chose que la pleurésie; tout le monde reconnaît la bronchite et la pneumonie derrière la pleurésie au moyen de leur expectoration ; il doit en être de même pour la congestion pulmonaire.

Ainsi donc, *seule l'expectoration caractéristique permet d'affirmer la congestion pulmonaire*, et de plus elle est toujours liée à une anomalie dans les symptômes fonctionnels ou dans les signes physiques de la pleurésie qui permet de découvrir la congestion pulmonaire.

La *dypsnée* survient souvent *dès le début*; elle ne peut pas, dans ce cas, s'expliquer par l'èpanchement pleurétique qui n'existe pas encore et, lorsque le *point de côté n'est pas très-intense*, qu'il n'apporte pas aux mouvements de la respiration une gêne considérable, on doit penser qu'il existe une *congestion* des poumons et en rechercher les signes physiques.

Il nous semble que dans les cas où la *congestion est associée à la pleurésie*, la *douleur thoracique* est *moins circonscrite*, car alors les *douleurs vagues, diffuse de la congestion pulmonaire* viennent s'ajouter au point de côté pleurétique ; c'est ainsi que dans l'*observation* I (*Stefannini*), nous voyons la douleur s'étendre de la région mammaire à la région dorsale.

Dans l'*observation* II (*Legras Berthe*), où la congestion pulmonaire est double, la douleur occupe les deux côtés.

En décrivant les symptômes de la pleurésie, Valleix constate que (1) « sur 34 cas de pleurésies 27 fois la douleur a eu sou siége limité au-dessous de l'un ou l'autre sein ou sous les *deux à la fois*. Chez deux sujets, elle se faisait remarquer dans la partie

(1) Valleix. Guide du médecin praticien, t. II, p. 775.

postérieure et inférieure de la poitrine des *deux côtés*. Dans un cas, elle occupait toute l'étendue du côté droit. Dans un autre cas, elle a présenté un caractère tout particulier, puisqu'elle paraissait et disparaissait à plusieurs reprises. » Ne peut-on pas admettre que la congestion pulmonaire ait été pour beaucoup dans ces manifestations douloureuses ?

Les *symptômes fonctionnels et en particulier l'expectoration permettent donc quelquefois de diagnostiquer la congestion pulmonaire associée à la pleurésie et souvent de la soupçonner*, ils excitent le médecin à en chercher les *signes physiques* que nous allons maintenant exposer.

Disons d'abord que, par le fait de la pleurésie, ces signes sont plus ou moins masqués, atténués, modifiés, puisque les signes pleurétiques sont tous d'un degré au-dessus, comme intensité et comme siége ; néanmoins ils sont faciles à reconnaître pour un médecin attentif.

Ils représentent en effet au milieu des symptômes de la pleurésie des anomalies dont l'explication est impossible à fournir par la seule présence du liquide dans la plèvre.

Nous allons discuter successivement ces signes dans l'ordre que suit le médecin pour examiner le malade.

Inspection et mensuration. — *L'ampliation suivie d'une rétrocession de la poitrine* est un *symptôme commun* à la *pleurésie* et à la *congestion pulmonaire*, et chacune de ces deux maladies a sa part dans l'augmentation ou la diminution du périmètre thoracique lorsqu'elles existent ensemble.

C'est ainsi qu'au début d'un grand nombre de pleurésies, alors qu'il n'y a pas encore d'épanchement, que la pleurésie est seulement sèche, on a constaté quelquefois une augmentation hémi-latérale du périmètre thoracique.

Comment expliquer ce fait autrement que par l'existence de la congestion pulmonaire qui accompagne le début de la pleurésie et précède l'épanchement ?

Un signe non moins important, mais pour ainsi dire rétrospectif de la congestion pulmonaire associée à la pleurésie, est la diminution brusque, presque subite du périmètre de la poitrine dans le cours d'une pleurésie.

Combien de fois n'a-t-on pas observé une diminution de 2 à 3 centimètres sur le périmètre thoracique et cela en quelques heures, du jour au lendemain ?

Un malade est atteint de pleurésie depuis quinze jours, trois semaines, l'épanchement paraît assez considérable, la voussure du thorax est fortement accusée ; elle est visible à l'œil, il n'est besoin d'instrument mensurateur et, brusquement, cette voussure disparaît, l'épanchement diminue, et la faible quantité qui reste se résorbe lentement et progressivement.

Est-il rationnel d'admettre dans le cours d'une maladie subaiguë une modification aussi brusque et aussi incomplète ?

Conçoit-on de quelle façon peut se faire une résorption aussi rapide d'un épanchement aussi considérable ?

Pourquoi la résorption s'est-elle arrêtée ?

Pourquoi continue-t-elle si lentement?

N'est-il pas plus simple, plus logique d'admettre que cette brusque transformation est due à la disparition de la congestion pulmonaire concomitante?

A notre avis cette explication concorde mieux avec les faits cliniques.

Ainsi, dans nos observations, voyons-nous disparaître les signes évidents de la congestion pulmonaire le jour où se produisent un brusque abaissement du liquide et une forte diminution dans la mensuration du périmètre thoracique.

PERCUSSION. — La pleurésie et l'hyperémie pulmonaire amènent de la matité. Dans la *pleurésie*, au niveau de l'épanchement, la *matité est absolue, complète*, avec *perte d'élasticité* et résistance au doigt qui *percute, tanquam percussi femoris;* souvent *au-dessus de cette zone absolument mate* on en trouve une *seconde* plus ou moins étendue, *mal limitée* en général, qui donne à la percussion tantôt de la *submatité*, tantôt de la *simple obscurité du son*; mais dans les deux cas *l'élasticité sous le doigt est conservée.*

Quelle est la cause de cette obscurité du son ou de cette submatité?

Ce n'est pas le liquide dont la limite est nettement indiquée par celle de la matité absolue.

Il n'y a pas non plus de fausses membranes, puisqu'on ne perçoit pas de frottements. Force est bien d'accepter l'idée de congestion pulmonaire; autrement ce symptôme demeure sans explication.

Depuis longtemps on avait remarqué cette super-

position des deux zones de matité et on en avait
cherché la raison.

On croyait l'avoir trouvée dans l'interposition possible d'une mince lamelle liquide qui monterait par capillarité entre le poumon et la plèvre. Nous nous ex-
pliquerons dans la deuxième partie de ce travail au
sujet de cette théorie de la capillarité ; mais même
en l'admettant, d'une part l'épaisseur de cette lamelle
serait tellement minime que l'on conçoit difficilement
comment elle pourrait produire de la submatité quelquefois assez accusée; d'autre part elle devrait exister
toujours, pendant toute la durée de la pleurésie et dans
presque toute l'étendue du poumon.

Dans des cas semblables à celui-ci, on rencontre,
du reste, presque toujours d'autres symptômes d'hypérémie.

Ainsi dans l'*observation* I on trouve le 16 mars au
matin, en même temps que de la *matité absolue en bas
à droite* et de la *submatité au-dessus*, de l'*inspiration rude*
avec *expiration faible et soufflante* à la *partie supérieure*,
de la *broncho-égophonie au quart inférieur*, de l'*atténuation des vibrations thoraciques au niveau de la submatité*;
enfin on observe *l'expectoration caractéristique* de la
congestion pulmonaire.

Dans l'*observation* II, où la *matité n'est pas absolue*,
la *respiration* n'est *pas nnulle*, et on rencontre du
souffle et de la *broncho-égophonie* à la partie moyenne;
là aussi la toux n'est pas sèche, mais est accompagnée
de l'*expectoration solution de gomme*.

Dans l'*observation* V, où nous voyons mentionnées, le
6 janvier, la matité absolue dans les deux tiers infé-

rieurs et la *submatité dans le tiers supérieur*, nous trouvons aussi l'*affaiblissement du murmure respiratoire*
correspondant à la submatité, un *souffle bronchique*
descendant très-bas, de la *bronchophonie* à la partie
moyenne, de l'*atténuation des vibrations thoraciques*
à la partie supérieure et, pour compléter le tableau
clinique, l'*expectoration caractéristique*.

Nous citerons comme type de cette forme clinique,
produite par la combinaison de l'hyperémie et de la
pleurésie, les deux observations suivantes :

La première nous est communiquée par notre ami,
M. Charles Gille, interne des hôpitaux.

En voici le résumé :

Obs. VII. — *Pleurésie droite avec congestion pulmonaire du
même côté.*

Baurson, demoiselle de magasin, âgée de 19 ans, entrée dans
le service de M. Ollivier, hôpital de Lariboisière, salle Sainte-
Elisabeth, lit n° 33 bis le 16 février 1878.

Le 14 *février :* début avec frissons, fièvre, point de côté.

Le 16 *février (entrée dans le service).*

Fièvre. Point de côté intense *à droite.*

Dyspnée considérable. Peu de toux. Expectoration peu abondante.

Signes physiques. — *A droite :* voussure. Matité jusqu'à la clavicule.

Vibrations nulles dans les deux tiers inférieurs, faibles en haut.

Auscultation : silence respiratoire à la base droite, respiration
faible dans le tiers supérieur. Pas de râles.

Diagnostic : pleurésie droite avec épanchement considérable.

Les 17 et 18. Persistance des mêmes signes. Dyspnée très-
intense.

Traitement : 8 ventouses scarifiées *à droite.*

Le 19. Défervescence. Plus de point de côté. Plus de dyspnée.

La matité tombe au tiers inférieur.

Le murmure respiratoire est perçu, et les vibrations thoraciques sont sensibles dans toute la hauteur.

Du 19 au 30. Même état. Vésicatoire.

Le 6 *mars*. Exaspération de la fièvre. Réapparition de la dyspnée et du point de côté.

La matité remonte jusqu'à la clavicule. Le foie est abaissé. Pas de vibrations thoraciques *à droite*.

Auscultation : la respiration s'entend, mais faible et éloignée dans toute la hauteur de la matité. *De nouveau on croit à un épanchement considérable et on se dispose à faire la thoracentèse.*

En l'absence de M. Ollivier l'opération est remise au lendemain.

Le 7 *mars*. Amélioration notable. La thoracentèse n'est pas pratiquée.

Le 10 *mars*. Atténuation de tous les signes. Guérison.

OBS. VIII. *Pleurésie droite avec congestion pulmonaire du même côté* (communiquée par M. Paul Boncourt, interne de M. Léon Labbé).

Mme X... *entre à l'hôpital* de Lariboisière, le 8 janvier 1878 salle Sainte-Jeanne, lit n° 9, pour une tumeur du sein droit.

Elle est opérée le 18 janvier 1878 (kyste hydatique).

Le 20 janvier, la plaie était belle, rosée.

Le 27. La malade est prise de *frissonnements répétés* et d'un *point de côté à gauche.*

Le 28, on constate une *fièvre assez élevée*, de la *toux*, une *expectoration* peu abondante de *crachats filants* et *gommeux* et de la *dyspnée.*

Les *vibrations thoraciques* étaient *affaiblies* du *haut en bas* du *côté droit* qui était en même temps *légèrement mat.*

A l'auscultation, pas de frottements, pas d'égophonie, mais bien de la *bronchophonie* et de *nombreux râles sous-crépitants* avec un *souffle doux* vers la partie supérieure.

Le 30, il y a du *liquide épanché* dans le *tiers inférieur*, qui est *tout à fait mat*; les autres signes persistent au-dessus de cette zone ; *la submatité remonte jusqu'à la clavicule et ferait croire à un épanchement considérable*, si on n'*entendait* pas le *murmure vésiculaire.*

Application de deux vésicatoires.

Le 20 février, la guérison est complète.

PALPATION. — Les signes que donne le palper se combinent à ceux fournis par la percussion et viennent appuyer les réflexions que nous avons faites à propos des résultats apportés par la percussion comme moyen de diagnostic de l'hypérémie du poumon associée à la pleurésie.

Les *vibrations thoraciques* sont totalement supprimées dans la zône inférieure qui correspond à l'épanchement; au-dessus elles sont *affaiblies, atténuées, obscures, mais jamais abolies complètement.* Nous ne les avons jamais trouvé exagérées comme l'a observé parfois M. Woillez dans la congestion pulmonaire simple. Ce fait résulte de nos diverses observations, et il est donc inutile d'en citer une plus particulièrement, puisqu'on le retrouve dans chacune d'elles.

Ce signe physique acquiert par sa fréquence une assez grande valeur; en effet, selon nous, il ne fait jamais défaut, à moins que la voix du malade soit trop faible pour qu'il y ait perception des vibrations thoraciques.

Nous avons déjà fait remarquer le manque de similitude qui existe entre la perception des vibrations thoraciques et l'auscultation de la voix; il semblerait, en effet, que la cause qui produit la bronchophonie devrait amener l'exagération des vibrations thoraçiques.

Quoi qu'il en soit, c'est à la congestion pulmonaire que nous rattachons ce symptôme, que l'épanchement seul ne peut pas produire d'après les lois de la pesanteur auxquelles il obéit. Du reste, lui aussi, se rat-

tache à l'évolution des autres symptômes de l'hyper-
hémie du poumon, on ne l'observe pas isolé.

L'atténuation des vibrations thoraciques apparait
avec la *submatité*, la *faiblesse du murmure respiratoire*, etc., puis un jour la sonorité revient, le murmure vésiculaire est perçu et en même temps les vibrations normales reparaissent.

Auscultation. — Le murmure vésiculaire est sup-
primé ou très-faible dans les points du thorax qui
correspondent à l'épanchement ; au-dessus du liquide,
le murmure vésiculaire est normal ou puéril ; or,
dans un grand nombre de cas, ce *murmure vésiculaire* est
*affaibli, sourd au-dessus de l'épanchement, quelquefois
jusqu'à la clavicule* ; en même temps la percussion
révèle de l'obscurité du son, et la palpation un
amoindrissement des vibrations thoraciques.

A quelle autre lésion qu'à la congestion pulmonaire
rapporter tous ces signes?

Comment les expliquer autrement que par la congestion?

A coup sur, la présence de l'épanchement n'en
rend pas un compte suffisant, et le doute n'est pas
permis si quelques râles se font entendre.

La *bronchophonie* n'appartient pas à la pleurésie,
elle n'est pas causée par l'épanchement et cependant,
dans *la plupart de nos observations*, elle a été constatée
au début de la pleurésie dans la *partie supérieure du
poumon*, puis, au niveau de l'épanchement, la bronchophonie se transformait en *broncho-égophonie* ; c'est
là un *excellent signe de congestion pulmonaire, surtout*

lorsqu'il s'y joint de l'atténuation des vibrations thoraciques.

M. Potain insiste aussi comme *signe d'une conges-tion pulmonaire intense associée à la pleurésie* sur la pré-sence d'un *souffle bronchique à la fois doux et grave, apparaissant d'emblée sans être précédé de râles crépitants,* ayant *son siége spécial à la racine des bronches et corres-pondant à une submatité à limites vagues.*

Ce souffle caractéristique de la congestion pulmo-naire a un timbre et un siége bien différents de ceux de la pleurésie, ce qui permet d'assurer le diagnostic.

C'est ainsi que dans *l'observation* III (*Lemonier*), où on se trouvait en présence d'un épanchement pleural, d'une congestion pulmonaire et d'un noyau de pneumonie, c'est surtout le souffle à timbre doux et grave, à maximum au niveau de la racine des bron-ches, s'étendant très-loin, correspondant à une obs-curité du son, mal délimité et apparu d'emblée, qui a permis tout d'abord de diagnostiquer la congestion pulmonaire, puis, ce qui était non moins important, d'attribuer à chacun de ces trois éléments patholo-giques la part exacte qui leur revenait dans l'expres-sion des phénomènes cliniques.

M. Woillez dit en propres termes « qu'on ne saurait trouver dans l'épanchement la cause nécessaire du souffle dans la pleurésie. La cause immédiate du souffle bronchique dans la pleurésie, ajoute-t-il, doit être cherchée dans des *conditions physiques du poumon encore difficiles à déterminer.* »

Les râles n'ont pas moins d'importance que le souffle ; par elle-même, la pleurésie ne produit pas de

râles; lors donc que derrière l'épanchement et au-
dessus, on entend des râles fins, nombreux, humides, il est certain que la pleurésie est associée, soit
à une bronchite, soit à une congestion pulmonaire.

L'ensemble des autres signes permet de décider si
l'on a affaire à l'une ou l'autre de ces maladies.

A ces signes physiques, qui appartiennent à la
congestion pulmonaire, il s'en joint d'autres qui ont
besoin d'être interprétés pour acquérir de la valeur;
telle est la *brusque ascension du liquide* et sa *non moins
brusque descente sous l'influence d'un traitement approprié*; mais nous nous réservons de traiter ce point intéressant dans le chapitre suivant.

La *congestion pulmonaire* qui accompagne le début
de la pleurésie *peut atteindre les deux poumons* à la fois
(Observation *Légras Berthé*) et son *existence du côté
dit sain* est déjà une forte présomption pour qu'il y
ait aussi congestion du côté malade, alors même que
les signes physiques en seraient peu appréciables.

Enfin la *pleurésie peut débuter par une congestion pulmonaire* telle qu'on croie d'abord avoir affaire à une
congestion simple et ce n'est que plus tard que la pleurésie se manifeste. C'est ainsi que dans l'*observation* I
le malade examiné le *quatrième jour après l'invasion*
présentait les *signes fort nets de la congestion pulmonaire
simple*, et c'est seulement le *sixième jour* qu'on constate qu'il se fait de l'*épanchement du côté congestionné*.

Concluons donc que les *signes de la congestion pulmonaire associée à la pleurésie* sont nombreux;

Qu'ils sont généralement assez nets pour permettre d'en faire le diagnostic;

Qu'ils s'unissent entre eux de manières variées et forment ainsi des types cliniques différents;

Que les *symptômes* qui ont le plus de valeur sont :

L'expectoration caractéristique;

La *submatité diffuse*;

Le *souffle bronchique*;

La *bronchophonie existant en même temps* que l'*atténuation des vibrations thoraciques*;

Que la *forme clinique* la plus fréquente est celle où les symptômes de la pleurésie sont nettement accusés dans le tiers inférieur, tandis qu'au-dessus de l'épanchement se trouve une zone de submatité avec affaiblissement du murmure vésiculaire, souffle à maximum à la racine des bronches, de la broncho-égophonie au niveau de la matité, plus haut du retentissement léger de la voix et en même temps de l'atténuation des vibrations thoraciques, qui sont nulles à la base et normales au sommet.

DEUXIÈME PARTIE

Rapports entre la congestion pulmonaire et la répartition du liquide dans la cavité pleurale.

Nous pouvons donc dès maintenant reconnaître s'il y a de la congestion pulmonaire derrière un épanchement pleurétique ; mais, dans certains cas, il est important non-seulement de savoir reconnaître cette congestion, mais surtout de *déterminer ce qu'il y a de congestion derrière l'épanchement,* et de pouvoir *faire la part de la congestion et la part de l'épanchement.*

Parmi les signes qui permettent de reconnaître la quantité du liquide dans la cavité pleurale, les plus importants sont :

Le niveau de la matité ;

L'ampliation de la poitrine.

En appliquant la *mensuration* à toutes les maladies aiguës fébriles, M. Woillez reconnut qu'il y avait constamment dans le cours de ces maladies une *ampliation du thorax,* et que cette ampliation était due à l'hyperémie du poumon.

La mensuration venait de lui révéler que l'hyperémie pulmonaire est l'élément constant d'une infinité de maladies bien différentes ; elle allait bientôt après lui faire découvrir la congestion pulmonaire idiopathique ; mais, entraîné par ses recherches cyrtométriques, M. Woillez a fait jouer à la mensuration du thorax un rôle trop prépondérant dans le diagnostic des maladies aiguës des voies respiratoires, et a été ainsi amené à ne pas voir la congestion pulmonaire associée à la pleurésie. Après avoir fait de l'ampliation, puis de la rétrocession du côté hyperémié, le signe pathognomonique de la congestion pulmonaire, qu'elle soit une maladie aiguë particulière ou bien un état pathologique combiné à d'autres maladies, ce médecin cesse de voir la congestion, du moment où il peut attribuer les signes fournis par la mensuration à un fait plus palpable : un épanchement, et pour lui il n'y a pas lieu de tenir compte de la congestion pulmonaire lorsqu'il y a du liquide dans la plèvre.

L'ampliation thoracique, dans la pleurésie, serait due *uniquement*, d'après M. Woillez, au liquide épanché dans la plèvre ; aussi a-t-il cru pouvoir, en traçant des tableaux de mensuration reproduisant les variations du périmètre général de la poitrine pendant le cours de la pleurésie, indiquer quelles étaient les variations dans la quantité du liquide et, par conséquent, quelle était l'évolution de l'épanchement ; si ces tracés graphiques avaient la valeur que leur attribuait leur auteur, il semblait être dans son droit en en tirant des déductions non-seulement pour le diagnostic, mais encore pour le pronostic et même pour certaines indications du traitement de la pleurésie.

Mais, comme nous l'avons dit, c'est aussi au moyen de tracés semblables montrant les variations journalières du périmètre thoracique, que M. Woillez a indiqué non-seulement la présence, mais encore la marche, le pronostic et les besoins thérapeutiques de la congestion pulmonaire simple.

Si donc nous avons prouvé que la pleurésie aiguë est ordinairement associée à un certain degré d'hyperémie du poumon, il est évident que le périmètre de la poitrine d'un pleurétique, étant le produit de deux facteurs, n'indique pas seulement la quantité du liquidé épanché.

Il en est de la mensuration comme de tous les autres signes; aucun n'est pathognomonique, et c'est en voulant la considérer comme telle qu'on a été conduit à des erreurs complètes dans le diagnostic de la quantité du liquide épanché dans la plèvre.

Il nous semble donc inutile d'analyser nos observations à ce point de vue.

En y prouvant l'association de la congestion pulmonaire et de la pleurésie, nous avons prouvé par cela même que les données fournies par la mensuration thoracique ne pouvaient pas être attribuées uniquement à l'épanchement.

Nous dirons même plus : l'ampliation qui survient dès les premiers jours de la pleurésie doit évidemment être plutôt rapportée à la congestion pulmonaire qu'à l'épanchement; il en est de même de l'ampliation qui disparaît en quelques heures; en effet il est inadmissible de rapporter un signe aussi mobile à un épanchement, tandis que nous rapellerons que M. Woillez insiste fortement sur la rapidité de la rétrocession thoracique dans la congestion pulmonaire sous l'influence des antiphlogistiques et révulsifs locaux, et qu'il en a même tiré la conclusion suivante : « toutes les fois que les symptômes fonctionnels et les signes physiques sont insuffisants et ne permettent pas de faire un diagnostic certain, l'heureux résultat de ce procédé thérapeutique indiquera si oui ou non on a affaire à une congestion pulmonaire ».

Terminons en rappelant que non-seulement il peut y avoir congestion du côté où siége l'épanchement, mais encore congestion du côté opposé, comme, par exemple, dans l'*observation Legras Berthe*, ce qui rendrait encore plus erronés les résultats de la mensuration si on les rapportait uniquement à l'épanchement pleural, et cette erreur est d'autant plus facile à commettre que la mensuration du côté affecté, comparée à celle du côté dit sain, a été à juste titre abandonnée comme fournissant des renseignements insuffisants et incertains, et a été remplacée par la mensuration du périmètre général de la poitrine comparé à différents jours de la maladie.

M. Woillez énumère ainsi les motifs qui l'ont conduit à rejeter la mensuration relative des deux côtés :

« Le côté droit a naturellement chez la plupart des sujets sains 1 à 3 centimètres de plus que le côté gauche. On ne sait pas quelles étaient au juste les dimensions respectives des deux côtés avant l'invasion de la pleurésie ; de plus, le périmètre relatif des deux côtés présente, dans le cours d'une même pleurésie, des variations très-irrégulières et dès lors sans valeur. »

Cette dernière phrase n'est-elle pas un aveu qui

prouve bien qu'en dehors de l'épanchement il y a un autre élément auquel on doit rapporter les données fournies par la mensuration; si l'inventeur du cyrtomètre avait vu la congestion pulmonaire derrière l'épanchement, aurait-il été surpris de trouver des variations irrégulières dans le cours d'une même pleurésie ?

Si ordinairement on peut apprécier la *quantité* du *liquide* par la *zone de matité*, il n'en est pas toujours ainsi, et il arrive souvent que l'on croit avoir affaire à un grand épanchement lorsqu'il est petit et que le poumon est congestionné ; et ce sont probablement des erreurs de diagnostic de ce genre qui ont fait dire à certains pathologistes que : « Les épanchements abondants étaient ceux dont la résolution était plus facilement obtenue. »

M. Damoiseau avait si bien reconnu que le niveau supérieur de la matité ne donne pas toujours la mesure des changements dans la quantité de l'épanchement, qu'il avait cherché un autre moyen de diagnostiquer le progrès ou la décroissance du liquide pleurétique, en tenant compte du degré de déplacement du foie au moyen d'une échelle graduée donnant jour par jour la hauteur de cet organe, tantôt refoulé vers l'abdomen par l'augmentation du liquide, tantôt remontant vers le thorax avec sa résorption.

M. Woillez fait observer que la plupart des pleurésies droites auxquelles ces données seraient surtout applicables sont en désaccord avec la théorie de M. Damoiseau, et lui aussi est frappé par les résultats souvent incertains et même quelquefois trompeurs, fournis par la percussion.

« Combien, écrit-il, il est fréquent dans la pratique, de trouver insuffisants les résultats de la percussion !

» Combien il est difficile de juger d'après ces signes de la quantité même approximative du liquide épanché !

» La matité peut rester stationnaire malgré la marche croissante ou décroissante de l'épanchement.

» Le niveau de la matité peut baisser malgré l'augmentation du liquide.

» En outre, on peut penser qu'il y a un épanchement très-abondant lorsque la matité est générale et le bruit respiratoire extrêmement affaibli, sans qu'il y ait une goutte de liquide dans la poitrine (1). »

Mais cet auteur croit avoir découvert dans la mensuration thoracique le seul moyen qui permette de diagnostiquer l'épanchement et de constater les différentes phases de son évolution.

Nous avons vu quelle était la valeur de ce procédé d'exploration.

Le fait d'un épanchement peu abondant, mais remontant très-haut en nappe mince, est connu depuis longtemps et a été l'objet d'interprétations diverses.

Laënnec pensait qu'il y avait nécessairement une diminution de son à la percussion au début de la pleurésie, et que :

« Lorsque la plèvre était libre de toute adhérence,

(1) Woillez. Loc. cit., p. 371.

le liquide se répandait *d'une manière régulière sur toute la surface du poumon*, mais restait toujours en plus grande quantité en bas et sur le côté. »

C'est surtout au professeur Hirtz, de regrettable mémoire, que l'on doit d'avoir fixé plus particulièrement l'attention sur cette disposition remarquable de l'épanchement.

D'après le professeur de Strasbourg, il arrive souvent que le liquide est répandu en lame sur une large surface du poumon qui, d'abord immergé, en est entouré complètement; de là, matité très-étendue; mais, au bout d'un certain temps, ce liquide s'accumulant dans les parties inférieures et refoulant le poumon en haut et en dedans, abandonne les parties supérieures et moyennes, ce qui donnerait lieu à un abaissement de la matité.

Victor Racle, dans son Traité de diagnostic médical, s'exprime ainsi au sujet de l'épanchement peu abondant, mais remontant très-haut (1) :

« Quand le liquide est en petite quantité, tout au début de la maladie, il paraît être disposé sous la forme d'une couche mince ou d'une nappe mince entre le poumon et la paroi thoracique, de sorte qu'il y a une submatité dans une hauteur plus ou moins grande.

» Lorsque la quantité est plus grande, l'influence de la pesanteur se faisant sentir, le liquide s'accumule dans la partie inférieure de la plèvre, tandis qu'une couche mince remonte seule un peu plus haut; il ré-

(1) Racle. Traité de diagnostic médical, p. 426.

sulte de là une matité absolue en bas, à laquelle suc-
cède une semi-matité qui va sans cesse en diminuant
de bas en haut. »

M. Woillez considère l'adhérence des parois de la
plèvre comme exerçant une sorte d'aspiration sur le
liquide au moment de sa production, de là l'épanchement lamelliforme ; cette aspiration cesserait par les
progrès mêmes de l'épanchement qui obéissant ensuite
exclusivement à la pesanteur retomberait dans les
parties inférieures déclives.

Voici, du reste, la façon dont cet auteur expose sa
théorie (1).

« Il est des faits dans lesquels le liquide semblant
obéir presque uniquement à une autre force que la
pesanteur s'étend en nappe mince jusqu'au sommet.

» Cette force est la tendance au vide qui existe
dans la plèvre et qui tend à faire remonter le liquide en nappe, tandis que la pesanteur l'attire dans
les parties déclives.

» C'est ce qui paraît expliquer pourquoi le niveau
supérieur de la matité, au lieu d'être net est si souvent
vague, l'obscurité du son diminuant graduellement
en remontant.

» Au début de la pleurésie, la tendance au vide a
son maximum d'intensité ; elle n'existe plus et la
pesanteur est toute-puissante, dès qu'une certaine
quantité de liquide épanché a permis au poumon de
revenir sur lui-même à son volume positif. »

Telle paraît être aussi l'opinion de M. le professeur

____

(1) Voillez. Loc. cit., p. 322.

Jaccoud, car voici ce que nous lisons dans son traité
de Pathologie à l'article *Pleurésie* (1) :

« L'épanchement faible ou moyen, en un mot,
l'*épanchement partiel* est le plus souvent constitué par
deux parties, une inférieure formée par la masse liquide
qui a pris la place du lobe pulmonaire refoulé, *une
supérieure formée* par une couche mince qui monte par
une sorte de capillarité entre le poumon et la paroi
costale ; cette partie prolongée en lame s'élève de
plus en plus à mesure que le poumon cède ; mais
tant qu'elle existe, elle représente une espèce d'*anche
vibrante* et elle est la cause physique de plusieurs des
signes stéthoscopiques qui caractérisent les épanchements partiels.

» Dans ces conditions, si le liquide subit une augmentation brusque qui achève rapidement le refoulement
du poumon, la lame liquide, quasi verticale, s'affaisse
en lame horizontale, et le *niveau inférieur de l'épanchement baisse, quoique la* quantité totale soit accrue. »

D'après M. H. Roger (2), *un abaissement de niveau
de la matité* peut provenir d'une réduction dans le
volume du poumon ou de l'agrandissement de la
cavité pleurale par voussure des côtés ou dépression
du diaphragme, et il *n'existe pas toujours* une diminution réelle du liquide.

Niemeyer ne mentionne pas l'épanchement en lame
et Béhier et Hardy n'en parlent pas dans leur Traité
de pathologie interne.

(1) S. Jaccoud. Traité de pathologie interne, t. II, p. 135.
(2) Roger. Recherches cliniques sur quelques nouveaux signes
fournis par la percussion (Arch. gén. de méd., juillet 1852 et suiv.)

Serrand.   6

Voyons maintenant par quelle théorie aussi ratio-
nelle qu'ingénieuse, notre savant maître, M. le professeur Potain explique le fait de l'épanchement
lamelliforme.

En général, le liquide déplace le poumon d'une
manière assez régulière ; le *poumon sain* étant un
organe essentiellement *rétractile* et d'une *pesanteur
spécifique moindre* que le liquide épanché, cède sa place
à celui-ci qui vient s'interposer à la partie la plus
inférieure et la plus déclive, et se rétracte vers son
hile en surnageant sur l'épanchement.

Mais s'il existe de la congestion pulmonaire, le
poumon devenu plus dense et moins rétractile ne se
laisse plus refouler par le liquide ambiant, mais
plonge dans celui-ci et fait monter son niveau d'autant
plus qu'il est en même temps augmenté de volume.

Il s'ensuit que l'on a alors affaire à un épanchement qui remonte très-haut, mais dont l'épaisseur
est peu marquée et dont le diagnostic a dérouté jusqu'à ce jour les pathologistes qui n'ont pas voulu
attribuer au poumon un rôle actif dans la distribution de ce genre d'épanchement.

Ce phénomène purement physique est analogue à
celui que l'on produit quand on introduit un corps
solide dans un vase contenant de l'eau ; on voit alors,
en effet, le liquide monter proportionnellement à la
quantité déplacée et l'épaisseur de la couche liquide
être en raison du volume du corps immergé.

Tout d'abord, examinons sur quoi s'appuie la
théorie de M. Woillez ?

Sur *l'aspiration du liquide* par les parois de la plèvre !

Sur la tendance au vide!

Il n'y a d'aspiration que quand on diminue la pression d'un côté et qu'on laisse la pression atmosphérique s'exercer de l'autre côté.

En est-il ainsi dans le cas présent?

Non, il ne peut pas y avoir aspiration, puisque le vide existe normalement dans la cavité pleurale.

Nous admettons avec M. Jaccoud que le liquide s'élève par l'effet de la capillarité entre les deux faces de la plèvre, comme cela a lieu entre deux lames parallèles, placées à petite distance l'une de l'autre, seulement la capillarité ne saurait expliquer que l'existence à la surface des plèvres d'une quantité très-minime de sérosité qui serait absolument insuffisante pour rendre compte des modifications dans les signes physiques.

D'après M. Skoda, il faut que l'épanchement ait plus d'un centimètre d'épaisseur pour modifier la sonorité pulmonaire.

M. H. Roger admet aussi que :

« Une couche liquide de quelques millimètres et même d'un centimètre interposée entre le poumon et la paroi pectorale ne diminue pas sensiblement la résonnance de la poitrine. *Les modifications du son dépendent exclusivement dans ce cas de l'état matériel du poumon ou de la paroi thoracique.*

» Des pseudo-membranes même épaisses ne dimi-

(1) Roger. Loc. cit.

nuent la sonorité du thorax que si elles contiennent dans leur intérieur des concrétions ostéo-calcaires. »

Non, ici la *répartition du liquide tient exclusivement à la façon dont le poumon se rétracte*; si le poumon est sain, il surnage à l'épanchement auquel il cède en se rétractant vers son hile. Si au contraire cette *rétraction qui l'entraîne vers le hile vient à diminuer, le liquide monte en lame* au lieu de s'étaler à la base.

La rétraction du poumon vers le hile peut diminuer soit par des adhérences inférieures, mais c'est là une circonstance excessivement rare, soit par une *congestion qui augmente son poids* et en même temps son volume, dans ce dernier cas le poumon contient *peu d'air* et *beaucoup plus de sang* que normalement ; devenu ainsi plus dense que le liquide, il plonge dans celui-ci, qui dès lors monte en lame entre lui et la paroi costale. Cette congestion venant à cesser, le poumon reprend ses conditions normales, surnage au liquide qui n'étant plus refoulé retombe à la partie inférieure.

C'est ainsi que nous pouvons comprendre comment le liquide s'élève jusqu'à la fosse sus-épineuse dans ses épanchements cependant de médiocre abondance.

Donc *la répartition du liquide épanché dans la cavité pleurale se fait suivant l'état du poumon.* Si le poumon est normal, c'est-à-dire contient de l'air et peu de sang, le liquide s'accumule en bas; si le poumon est congestionné, c'est-à-dire contient peu d'air et beaucoup de sang, le liquide remonte très-haut.

Dans ces cas il est bien évident que les troubles fonctionnels sont dus surtout à la congestion pulmonaire, puisque l'épanchement, quoique remontant très-haut, est peu abondant en réalité.

Ces rapports entre l'état du poumon et la répartition du liquide dans la plèvre avaient déjà été entrevus par le professeur Hirtz, dont les idées sur ce sujet out été publiées en 1837 dans les Archives générales de médecine.

Nous croyons devoir en citer les extraits suivants qui résument bien sa doctrine et préparent la nôtre.

En 1837, Hirtz publie, sous le titre de : *Recherches cliniques sur quelques points du diagnostic de la pleurésie* (1), un mémoire où il étudie avec une sagacité clinique remarquable « les différents rapports du poumon avec le liquide épanché dans la plèvre et leur influence sur les signes diagnostiques. »

Après avoir divisé les épanchements en épanchements *faibles, moyens* et *considérables*, cet auteur fait observer :

« 1° Que dans l'*épanchement moyen, récent,* le poumon ne se trouve point refoulé vers la partie supérieure, mais plonge dans le liquide qui l'entoure de tout côté et qui forme *une nappe* entre lui et la paroi pectorale.

» 2° Que dans l'*épanchement moyen, déjà ancien et surtout chronique,* on ne trouve plus le poumon plongé au milieu du liquide et séparé des parois thoraciques par une lame d'eau; mais cet *organe* est ordinairement *refoulé à la partie supérieure* à plus ou moins de hauteur, suivant la quantité du *liquide,* qui

(1) Archives gén. de méd., 11ᵉ série, t. XIII, p. 172.

lui-même *occupe exclusivement la partie inférieure*. Il faut excepter cependant la circonstance où le poumon se trouve enflammé, hépatisé. Alors la pesanteur qu'il a acquise l'empêche de surnager et d'être refoulé, et on le trouve à toutes les époques comme dans le cas d'épanchement récent, c'est-à-dire nageant dans la sérosité.

» Lorsque l'épanchement est moyen, ses rapports avec le poumon varient donc suivant qu'il est récent ou d'une certaine durée, de manière que dans les premiers temps le poumon plonge dans le liquide, et que plus tard il se retire vers la partie supérieure. Cette double circonstance influe de la manière la plus importante sur le diagnostic.

» En effet, dans le premier cas le liquide, en contact avec une grande partie de la paroi pectorale, détermine une *matité toujours très-étendue*, et qui se propage rapidement, ce qui fait toujours soupçonner l'*épanchement plus considérable qu'il n'est en réalité*. La nappe d'eau qui sépare le poumon de la plèvre comprime l'organe respiratoire, rend sa surface compacte, efface les vésicules et empêche l'air de pénétrer au delà des bronches; de là une *respiration bronchique très-intense*.

» Pendant la phonation, l'air produit dans les tuyaux bronchiques une vibration qui n'est autre chose que la *bronchophonie*, mais qui, transmise à travers un liquide ondulent, prend ce caractère chevrotant qui l'a fait appeler *égophonie*.

» Ainsi les phénomènes propres à l'*épanchement médiocre, récent*, sont la *matité étendue* et la *respiration bronchique*; celle-ci existe *toujours* à cette période de la maladie.

» Il en résulte que toutes les fois qu'on entend la *respiration bronchique dans la pleurésie*, on doit diagnostiquer un *épanchement* dans lequel le poumon plonge encore, et conclure que, *malgré la matité étendue, le liquide n'est pas très-abondant*, résultat aussi important pour le diagnostic et le pronostic que pour les indications thérapeutiques.

» Lorsqu'au contraire, le poumon, par un mécanisme susceptible de diverses explications, étant dégagé du liquide, surnage à son niveau, les signes du diagnostic changent.

» La *matité*, auparavant très-étendue, diminue notablement et *se trouve réduite* à la partie inférieure. La *respiration*, qui était *bronchique*, partout se rétablit à la partie supérieure, et *cesse complètement dans les parties déclives*. Alors le médecin qui a percuté son malade au début et dans les premiers jours de la maladie, et qui l'explorera de nouveau à quelque temps de là, trouvant que la *matité, qui avait envahi presque tout le côté*, est *maintenant réduite à quelques pouces*; que la *respiration bronchique a fait place* dans une grande étendue *au bruit respiratoire vésiculaire*; que l'*égophonie* est *limitée*, ne manque presque jamais de diagnostiquer la résorption de l'épanchement, sinon en totalité, au moins en grande partie, et cependant *la quantité du liquide n'aura pas diminué d'une goutte*, bien plus, elle *pourra avoir augmenté*. »

Nous venons donc de voir qu'il y a quarante ans

déjà, à une époque encore toute voisine de la découverte de Laennec. Hirtz a constaté que le *poumon plonge* dans le *liquide pleural* lorsque celui-ci est *peu abondant* et de *production récente*, et que, dans ces cas, la respiration bronchique est perceptible dans toute l'étendue de l'épanchement répandu en nappe entre le poumon et la paroi costale. Cet auteur, sauf le cas où il y a inflammation, hépatisation, explique par la seule compression exercée par le liquide exsudé la modification de structure qui peut permettre au poumon de plonger au lieu d'obéir aux lois physiques et de surnager.

Or, nous ne saurions admettre que le poumon sain ne soit pas immédiatement soulevé par l'épanchement et échappe ainsi à la compression ; tandis que nous comprenons très-bien qu'il puisse immerger assez pour subir la compression alors qu'il est surpris par l'épanchement, étant déjà envahi par un certain degré de congestion qui rend sa densité supérieure à celle du liquide ambiant.

Ces signes physiques, *matité très-étendue survenue très-rapidement, respiration bronchique perçue dans un grand espace*, etc., etc., qui signifiaient suivant Hirtz, que le poumon est immergé dans le liquide pleural, que l'*épanchement* est *récent*, qu'il est *lamelliforme* et de médiocre abondance, veulent dire aussi tout cela pour nous, mais en outre, ils nous indiquent qu'il y a non-seulement *présence du poumon derrière l'épanchement*, mais *présence d'un poumon congestionné*.

Hirtz, en effet, *ne mentionne pas la congestion*, mais il

signale comme une cause d'erreur fréquente l'*inflammation* de la partie inférieure du poumon, aussi dit-il :
« *dans la pleuro-pneumonie* il suffit d'un *très-petit épanchement* pour que celui-ci *se répandant autour du poumon*
produise une *matité très-étendue*; d'ailleurs, le poumon n'étant pas compressible alors, l'épanchement
ne va jamais très-loin.

« Or, au moment où l'inflammation passe à la résolution, le poumon devenant à la fois plus compressible et plus léger, il arrive alors, d'un côté que l'épanchement augmente notablement et que d'un autre le
poumon se porte à la paroi supérieure de la poitrine.
Il en résulte donc, par le mécanisme que nous avons
expliqué plus haut qu'en même temps que l'épanchement augmente, les signes physiques paraissent en
accuser la diminution. »

Hirtz avait donc fourni une explication rationnelle
des modifications du niveau du liquide épanché par
les changements qui surviennent dans l'état physique du poumon, il lui manqua de reconnaître la
congestion pulmonaire derrière la pleurésie, pour
donner du premier coup la théorie définitive de ces
faits inexplicables en apparence.

On voit qu'il n'a pas une idée très-précise des conditions physiques du poumon qui entraînent l'ascension du liquide, il dit bien que, si le poumon est sain,
il surnage à la suface du liquide et que celui-ci
s'accumulant dans les parties déclives en vertu de la
pesanteur, paraîtra peu abondant ; mais la cause qui
augmente la densité du poumon lui échappe.

A côté de la pneumonie, qui est une raison manifeste, mais rare de l'exagération de la densité, il signale l'affaissement des couches corticales, un état atélectasique des portions superficielles du poumon et encore cette atélectasie n'est pas primitive, reliée à une maladie du tissu pulmonaire ; d'après lui, elle serait causée par l'épanchement, elle résulterait de la compression qu'exerce sur le poumon le liquide épanché.

Mais cette compression le liquide ne peut l'exercer qu'à la condition d'être déjà abondant, autrement le poumon surnage tout à fait et le poumon n'est nullement atélectasié, de telle sorte que l'explication de Hirtz ne peut s'appliquer qu'aux pleurésies avec épanchement déjà abondant, et, d'autre part, elle ne peut expliquer ces faits qui se produisent tout à fait au début de la pleurésie, dans lesquels l'épanchement qui paraissait très-considérable puisqu'il remontait jusqu'à la clavicule diminue brusquement et tombe dans l'espace de quelques heures au tiers inférieur du thorax.

En somme, l'explication fournie par M. Potain et que lui ont suggérée les nombreux cas de pleurésie qu'il a eu l'occasion d'observer est bien supérieure à celle de Hirtz, d'une part elle cadre mieux avec les faits cliniques, de l'autre avec les théories qui les expliquent.

En effet, la clinique prouve surabondamment la congestion pulmonaire au début de la pleurésie et point n'est besoin d'en rappeler les signes, tandis que rien ne vient à l'appui des hypothèses émises par Hirtz sur l'atélectasie pulmonaire du début ; celle-ci

n'a pas de signes qui permettent de la reconnaître ;
on ne l'a point diagnostiquée et, je ne sache pas
qu'on ait publié d'observations en faveur de cette
hypothèse ; et d'un autre côté, la théorie, que nous
exposons rend bien compte des modifications rapides
qui peuvent se produire dans la répartition du
liquide et de la matité.

TROISIÈME PARTIE

Remarques sur la quantité de l'épanchement, sur sa marche, sa durée et son pronostic dans les cas de pleurésie avec congestion pulmonaire. Indications thérapeutiques qui en découlent.

Ce chapitre est certainement le moins important de notre travail, parce que nous cessons de nous appuyer sur des faits pour émettre quelques hypothèses, ou du moins nos observations ne sont pas assez nombreuses pour nous permettre d'affirmer la valeur absolue des propositions que nous allons émettre.

Ces propositions résultent de nos observations, et celles-ci sont au nombre de dix-sept; leur concordance nous a engagé à en tirer quelques conclusions sur la *quantité de l'épanchement, sa marche* et *sa durée*, son *pronostic* et sa *thérapeutique* dans les cas de pleurésie avec congestion pulmonaire.

Peut-être avons nous eu affaire à une série exceptionnelle, peut-être les observations ultérieures viendront-elles à l'encontre de nos conclusions, mais en tout cas, nous nous estimons heureux si nous pouvons appeler l'attention sur des faits aussi importants de la clinique.

Nous ferons d'abord remarquer que dans toutes les observations que nous possédons, l'*épanchement* a été *peu considérable* et n'a pas dépassé 1 litre à 1 litre et demi.

Les preuves sont de deux espèces : 1° celles fournies par les signes physiques qui nous montraient le poumon à peu de distance de la paroi thoracique puisqu'on entendait le murmure respiratoire ou du souffle bronchique, en même temps que de l'égophonie ; 2° celles données par la ponction qui n'a jamais permis de retirer une grande quantité de liquide.

Y a-t-il un rapport de cause à effet entre la congestion pulmonaire et la faible quantité de liquide épanché dans la plèvre ?

Est-ce un simple fait de mécanique, ou faut-il faire intervenir les fonctions de la plèvre et du poumon, l'absorption et l'exhalation ?

L'épanchement est-il arrêté pour ainsi dire dans son accroissement par la pression qu'exerce sur lui le poumon hyperémié, distendu, augmenté de volume ?

Cette influence s'exerce-t-elle d'une autre façon ? C'est ce que nous ne pouvons dire ; toujours est-il que non-seulement l'épanchement est resté faible ou moyen tant qu'existait la congestion pulmonaire mais encore qu'il n'est jamais devenu considérable après la disparition de cette congestion.

La *marche* de la *pleurésie* a été généralement *rapide* et sa *durée courte* ; c'est le *contraire* pour la *congestion pulmonaire* qui dans presque toutes nos observations a persisté au-delà des limites que M. Woillez assigne à l'hyperémie pulmonaire simple.

Quelle explication peut-on fournir de cette anomalie ?

La congestion pulmonaire exerce-t-elle sur la résorption du liquide une influence favorable en augmentant les points de contact du liquide et de la plèvre, en diminuant l'épaisseur des couches liquides ? ou bien cette durée courte tient-elle tout simplement à ce que l'épanchement est peu abondant?

D'autre part, la pleurésie agit-elle à son tour sur le poumon comme le ferait une épine ?

Est-elle la cause de la persistance de l'hyperémie pulmonaire?

Ce sont là des questions auxquelles nous ne saurions répondre d'une manière positive et dont la solution n'ayant pas un intérêt clinique immédiat, nous paraît pouvoir être provisoirement ajournée.

Tous les cas que nous avons observés se sont terminés par la guérison ; devons-nous en conclure qu'il en sera toujours de même? Que l'existence d'une hyperémie pulmonaire au début de la pleurésie permet de porter un pronostic favorable ?

Devons-nous voir dans la congestion un gage de la courte durée de la pleurésie et de sa marche vers une guérison rapide?

Nous ne pouvons à cet égard donner des renseignements précis ; et il est possible que les pléurésies chroniques, purulentes, etc., soient accompagnées au début de l'hyperémie pulmonaire comme la pleurésie simple.

La congestion pulmonaire associée à la pleurésie fournit *deux indications thérapeutiques* bien nettes.

Elle conduit d'abord à traiter l'état congestif du poumon duquel dépend, comme nous l'avons démontré, non-seulement la quantité apparente de l'épanchement, mais encore l'étendue et l'intensité d'une grande partie des signes physiques et des symptômes fonctionnels.

De plus, la congestion du poumon sera la contre-indication formelle de la thoracentèse.

Nous savons en effet que le liquide épanché est peu considérable, qu'il se résorbe vite, la ponction est donc inutile ; et d'autre part le poumon est superficiel et malgré l'innocuité de sa piqûre, il vaut mieux ne pas risquer d'atteindre un organe aussi vasculaire ; d'ailleurs en aspirant le liquide on diminue la pression extra-pulmonaire, il en résulte un afflux considérable de sang qui peut devenir une complication grave de la thoracentèse.

Peut-être ces cas de mort rapide après la thoracentèse, avec phénomènes asphyxiques et expectoration albumineuse dus à l'hyperémie pulmonaire consécutive à l'opération, appartiennent-ils à des pleurésies dans lesquelles existait déjà de la congestion pulmonaire.

CONCLUSIONS.

Arrivé à la fin de cette étude, nous nous croyons en droit d'en tirer les conclusions suivantes :

1° La congestion pulmonaire peut précéder et accompagner la pleurésie.

2° L'association de la pleurésie et de la congestion pulmonaire est fréquente.

3° La congestion peut-être reconnue malgré l'épanchement qui en masque la plupart des symptômes.

4° La congestion peut persister pendant toute la durée de l'épanchement et au delà.

5° La congestion modifie la répartition du liquide dans la plèvre ; par le fait de son augmentation de densité le poumon plonge dans le liquide dont le niveau s'élève, il en résulte que l'épanchement paraît plus considérable qu'il n'est en réalité.

6° L'association de la congestion pulmonaire et de la pleurésie donne lieu aux deux indications thérapeutiques suivantes :

Agir dès le début sur l'élément congestif dont on favorisera la résolution ;

Eviter toute cause de nouvelles poussées congestives et pour cela spécialement se garder de pratiquer la thoracentèse.

Obs. IX. — *Pleurésie gauche avec congestion pulmonaire.
double*. Lacoste (Alexandre), peintre, âgé de 33 ans, entré dans
le service de M. Potain, hôpital Necker, salle Saint-Luc, lit
n° 23, le 11 février 1877.

Très-bonne santé antérieure.

Début fébrile, sans frissons, point de côté à gauche sans dyspnée notable. Toux sans expectoration. Pas d'appétit.

Le 11 *février (Entrée dans le service). A gauche :* bruit skodique sous la clavicule.

Dans le tiers inférieur matité et murmure vésiculaire affaibli.

Dans la fosse sus-épineuse expiration rude.

Pas de souffle, pas d'égophonie.

Vibrations thoraciques normales.

Cœur normal.

Le 12, *matin*. Pouls 96,

Dans la moitié inférieure gauche matité et murmure vésiculaire excessivement faible.

Respiration un peu soufflante au-dessus de la matité.

Léger retentissement de la voix dans la fosse sous-épineuse.

Pas d'égophonie.

Les vibrations thoraciques sont très-atténuées dans la région
.mate.

Traitement : 6 ventouses scarifiées à gauche (appliquées par
erreur à droite).

Le 13, *matin*. Pouls 96.

Dans la moitié inférieure gauche, matité avec extrême faiblesse du murmure respiratoire et des vibrations.

Au-dessus de la zone mate, bronchophonie.

Pas d'égophonie.

Crachats, solution de gomme.

Soir. Pouls 116.

Le 14, *matin*. Pouls 96.

Mêmes signes.

L'*analyse* de l'*expectoration* la montre *très-albumineuse*.

Large vésicatoire en arrière à gauche.

Le 16, *matin. A gauche :* Souffle à la partie moyenne de la
fosse sous-épineuse.

Serrand.   7

Broncho-égophonie.

Au-dessous matité, silence respiratoire et vibrations nulles.

Le 18, *matin*. Mélange de crachats de bronchite et de congestion pulmonaire.

Souffle dans la fosse sous-épineuse gauche.

Voix broncho-égophonique suivie d'une expiration vocale soufflée (Voix soufflée de Woillez).

Respiration nulle et vibrations éteintes à la partie inférieure.

Le 20, *matin. A gauche:* Matité complète jusqu'à l'angle inférieur de l'omoplate.

Submatité au-dessus.

Murmure nul au-dessous de l'épine, s'entend au-dessus.

Souffle large presque amphorique.

Voix bronchique, Pas d'égophonie.

Vibrations supprimées au-dessous de l'angle inférieur de l'omoplate seulement diminuées au-dessus.

Le 23, *matin. A gauche:* Submatité jusqu'à l'angle inférieur de l'omoplate.

Sonorité meilleure dans la fosse sous-épineuse

Râles ronflants.

A droite : Dans la fosse sus-épineuse sonorité relativement forte et faiblesse du murmure respiratoire.

Souffle au niveau de l'épine de ce côté.

Le 25, *matin*. Matité tout à fait à la base *gauche*. Son skodique un peu au-dessus de l'angle inférieur de l'omoplate.

Au niveau de l'épine, souffle doux et ample qui n'est pas dû à la pleurésie mais à la congestion pulmonaire concomitante.

Bronchophonie.

Vibrations thoraciques seulement atténuées.

Le 27, *matin*. Respiration faible jusqu'au niveau de l'épine, là, souffle ample qui s'étend très-loin.

Voix soufflée. Respiration rude. Pas de râles.

Le 1ᵉʳ *mars, matin. A gauche :* Sonorité forte sous la clavicule.

Submatité des deux tiers inférieurs à *droite* et à *gauche*.

Respiration soufflante, cavitaire, presque amphorique dans les fosses sus-épineuses *gauche* et *droite* et dans la moitié de la fosse sous-épineuse *droite*.

Retentissement vocal surtout à *gauche*.

Vibrations conservées.

Le 3, *matin*. La respiration est plus facile.

Aux 2 *sommets*, la respiration prend un timbre cavitaire.

Du côté où siége l'épanchement cela se comprendrait, mais il faut penser qu'il y a un *certain degré de congestion pulmonaire du côté opposé*.

Le murmure vésiculaire est faible, mais quand le malade fait de grandes inspirations on entend se déplisser la couche corticale du poumon, et on perçoit des bruits qui ressemblent à des râles crépitants.

Il y a *antagonisme entre la quantité d'air contenue dans les alvéoles pulmonaires et celle du sang.*

La voix broncho-égophonique suivie de souffle expiratif persiste mais n'est pas constante.

Le 21, *matin*. Va mieux.

Le 25 *mars*. Le malade sort.

Obs. X. — Pleurésie droite avec congestion pulmonaire du même côté (Recueillie dans le service de M. Potain par M. Homolle chef de clinique).

Soulard âgé de 54 ans, entré à l'hôpital Necker, salle Saint-Luc, lit n° 9, le 29 mars 1877.

Bonne santé antérieure, aucun antécédent morbide personnel.

Prend froid ; deux jours après petits frissons répétés sans fièvre vive, sans point de côté ni céphalalgie, ni vomissements ni oppression. Crachats blancs visqueux.

Quelques jours plus tard gêne pour respirer, un médecin reconnaît une pleurésie.

Le malade continue à travailler huit jours,mais la dyspnée et la toux le forcent à cesser tout travail.

Le 29 *mars* (*Entrée dans le service*). P. 104. — T. 37°,8. Oppression, peu de toux, pas d'expectoration, pas de point de côté mais grande sensibilité à la pression de tout le côté, pas de sueurs nocturnes.

A droite : Matité à courbe parabolique jusqu'au milieu de la fosse sous épineuse ; sonorité seulement diminuée au-dessus.

Vibrations très-atténuées, cessant dans le quart inférieur de la fosse sous-épineuse,un peu au-dessous de la ligne de matité. La respiration faible plus haut cesse à l'angle inférieur de l'omoplate.

Quelques râles sibilants et ronflants au-dessus de la matité.

Dans l'aisselle souffle sous l'oreille aux grandes inspirations.

Egophonie jusqu'à la base en arrière, en avant pas d'égophonie et retentissement vocal moindre.

Quand le malade est sur le ventre, l'égophonie se modifie en arrière.

Mensuration thoracique : 51 centimètres à droite, 47 cent. 1|2 *à gauche ; périmètre général* 98 *cent.* 1|2.

Diagnostic : Epanchement mobile à droite avec congestion pulmonaire.

Traitement : Ventouses scarifiées

Le 31. *L'épanchement a diminué* ; la matité a baissé en arrière de 0,06 centimètres, aucun changement en avant, pas de souffle.

Faible égophonie à la partie moyenne.

Les vibrations cessent au même niveau.

Probablement, au moment ou le malade a été forcé de cesser son travail, un élément nouveau, la congestion pulmonaire, s'est ajouté à l'épanchement.

C'est la congestion qui a diminué et non pas la quantité du liquide épanché, une pleurésie oyant dejà cette durée, sans recrudescence aiguë n'aurait pas été ainsi modifiée.

1ᵉʳ *avril.* L'oppression persiste.

Ligne de matité abaissée de 0,02 centimètres (0,08 centimètres en tout).

Les vibrations cessent 0,02 centimètres au-dessous de la ligne de matité.

La respiration cesse un peu au-dessus de la ligne de niveau dans un point où la sonorité n'est pas parfaite.

Un peu d'égophonie au dessus du niveau.

Même périmètre thoracique.

Le 2. Même niveau, mêmes signes. Vésicatoire.

Le 4. Etat stationnaire.

Le 7. Même ligne de niveau, égophonie au-dessous, Même périmètre thoracique.

Le 9. Léger souffle pleurétique dans l'expiration seulement à la ligne de niveau.

Egophonie un peu plus bas.

Le 14. Ligne de matité absolue abaissée de 0,05 centimètres environ, la matité n'occupe que le quart inférieur.

Silence et vibrations atténuées dans la moitié inférieure.

Mensuration thoracique: 50 centimètres à droite, 47 cent. 1ǀ2 à gauche ; *périmètre général* , 97 cent. 1ǀ2.

Ponction. Ligne axillaire, 6° espace.

0	+ 3	et	0
585	— 8		0
815	— 20		— 4
960	— 25		— 9
1145	— 25		— 15
1190	— 34		— 24
1245	— 38		— 33

Mensuration thoracique : 48 cent. 1ǀ2 à droite, 46 centimètres à gauche, *périmètre général* 96 cent. 1ǀ2.

Même ligne de matité en avant et en arrière, mêmes limites des vibrations et de l'égophonie, mêmes modifications de la matité suivant l'attitude.

Toux après la ponction. *Expectoration visqueuse, faiblement albumineuse.*

Foie encore abaissé de 6 centimètres au-dessous de l'appendice xyphoïde, de 4 centimètres des côtes.

Se trouve très-bien.

Il reste du liquide mais il est difficile d'en apprécier la quantité.

Le 15. *Expectoration albumineuse.*

Le 17. *Un peu d'albumine dans les crachats.*

Même niveau de la matité.

Le 21. Le niveau de la matité est abaissé en avant, mais en arrière, il est élevé de 4 centimèsre au-dessus de l'angle inférieur de l'omoplate.

Mensuration thoracique : 48 centimètres à droite, 45 cent. 1ǀ2 à gauche ; *périmètre général* 93 cent. 1ǀ2.

Le 23. Même niveau de l'épanchement, le malade est oppressé.

Le 25. *2° ponction. 7° espace intercostal en arrière.*

0		+ 2
175	+ 2	— 4
275	0	— 5
280	— 5	— 9

Même périmètre thoracique.

Le liquide s'écoule lentement, la proportion entre la quantité du liquide écoulé et les modifications de pression indiquent qu'il ne doit rester que très-peu de liquide. La ponction a été faite en arrière, faite plus en avant elle ne donnait rien.

La matité persiste.

Vibrations atténuées, pas d'égophonie.

Pas de quintes de toux, pas d'oppression.

Le 26. Matité complète jusqu'à l'angle inférieur,

En avant ligne de niveau un peu abaissée.

Le 1er *mai.* Il ne s'est pas reproduit de liquide.

Pas d'oppression de toux.

Appétit excellent, nuits bonnes.

Murmure affaibli et quelques frottements.

Vibrations diminuées.

Mensuration thoracique : 47 cent. 1[2 à droite, 47 centimètres à gauche ; *périmètre général* 94 cent. 1[2.

Obs. XI. — *Pleurésie droite avec congestion du même côté.* Tudeloup (Louis), âgé de 37 ans, entré dans le service de M. Potain, hôpital Necker, salle Saint-Luc. Lit n° 20, le 12 avril 1877.

Le 1er *avril* a ressenti un malaise avec courbature, céphalalgie : il a pu continuer son travail (*prodromes*).

Le 10 : point de côté à droite avec quelques petits frissons, il garde le lit (*invasion*).

Le 12. *Entrée dans le service.* Pouls 96°.

Pas d'appétit, bouche mauvaise, constipation.

Persistance de la douleur sous-mammaire droite.

A droite : Sous la clavicule, bruit skodique avec faiblesse du murmure vésiculaire.

En arrière, obscurité du son et respiration faible

Dans l'aisselle droite, bruit de frottement manifeste.

Crachats légèrement visqueux.

Traitement. Ipéca 1 gr. 50. Tartre stibié, 0 gr. 05.

Le 15. Souffle pleural très-intense au côté interne de la poitrine.

Le 17. Matité du quart inférieur à droite. Diminution de la respiration dans toute la partie mate.

Le 21. Le murmure vésiculaire est partout normal. Frottements dans la verticale de l'aisselle.

Obs. XII. — *Pleurésie droite avec congestion pulmonaire du même côté.* (Recueillie dans le service de M. Potain par M. Destureaux Henry, externe du service),

Lavergne, couturière âgée de 47 ans, entrée à l'hôpital Necker, salle Ste-Adelaïde, lit n° 15 le 12 juillet 1875.

Santé délicate habituelle.

A eu comme *prodromes quelques troubles digestifs,*

Le 5 *juillet.* Frissons, fièvre peu vive mais point de côté très-violent, à droite, gêne respiratoire, peu de toux et peu d'expectoration (*invasion*).

Le 12, (*Entrée dans le service*).

Huitième jour de la maladie. P. 76. — T. 57°8.

Examen de la poitrine. — A droite en avant : Sonorité exagérée sous la clavicule droite ;

En arrière : obscurité du son de la partie supérieure.

Râles crépitants fins et secs.

Matité avec absence complète du murmure vésiculaire vers la base.

Pas de souffle. Voix aigre.

Le 14. N'a pas toussé.

Examen de la poitrine. — A droite : submatité dans les fosses sus et sous-épineuses avec crépitation très-fine.

Absence du murmure vésiculaire dans le quart inférieur. Pas de souffle. Pas d'égophonie.

Le 17. Diminution légère de sonorité du côté droit, la respiration s'étend jusqu'à la base.

Le 21. Va bien, l'épanchement a complètement disparu.

Obs. XIII. — *Pleurésie avec congestion pulmonaire chez une femme atteinte d'un abcès du sein post-puerpéral.* (Recueillie dans le service de M. Potain par M. Homolle, chef de clinique).

Moyard, couturière âgée de 31 ans, entrée à l'hôpital Necker, salle Ste-Adélaïde, lit n° 4, le 2 août 1877.

Accouchée le 23 juillet.

Le 1er août commmence à souffrir du *sein droit.*

Le 14. Ce matin la malade étant assise, presque nue attendant le pansement de son sein, est prise d'une vive douleur au-dessous de l'angle inférieur de l'omoplate.

Soir, 6 heures. Sonorité diminuée et respiration faible dans le quart inférieur du poumon, pas d'égophonie, pas de frottements.

Le 15, *matin.* P. 88. — T. 38°.

Sonorité faible et respiration faible sous la clavicule. En arrière même faiblesse de la sonorité et de la respiration. Pas d'égophonie, pas de frottements.

Du côté gauche un peu d'affaiblissement du murmure vésiculaire.

8 ventouses scarifiées.

Le 16, *matin.* P. 70. — T. 36°,6.

A deux travers de doigt au-dessous de l'angle inférieur de l'omoplate, matité faisant ligne de niveau.

Un à deux centimètres plus bas la respiration est très-faible.

Voix faible chevrotante.

Vibrations peu appréciables à droite et à gauche.

Soir. P. 80. — T. 38°. — R. 30.

Le 17, *matin.* P. 72. — T. 37°,3.

Même matité et même faiblesse respiratoires.

Quelques froissements.

Sonorité skodique sous la clavicule.

Soir. P. 80. —T. 38°. Mêmes signes.

Nouvel abcès peu étendu.

Le 18, *matin.* P. 84. —T. 37°,4.

Chevrotement peu accusé.

Le 20, *matin.* La matité est descendue au-dessous de la première ligne de niveau.

Respiration beaucoup meilleure quoique faible dans le quart inférieur.

Pas de souffle. Voix un peu aigre plutôt que vraiment égophone.

Troisième abcès ouvert par simple ponction.

Le 30, *matin*. Au-dessous de l'angle inférieur de l'omoplate la sonorité est diminuée et la respiration encore faible.

Pas de souffle, pas d'égophonie.

Le sein est presque guéri.

L'observation suivante nous est communiquée par notre ami M. Charles Gille, interne des Hôpitaux.

Obs. XIV. — Bonnet (Edouard), âgé de 16 ans, entré dans le service de M. Ollivier, hôpital de Lariboisière, salle Saint-Henri, lit n° 11, le 30 mars 1878.

Malade depuis huit jours, début avec frissons peu intenses et répétés, douleur diffuse dans tout le côté gauche, céphalalgie, vomissements.

Le 30 mars. — (*Entrée dans le service.*)

Fièvre modérée ; douleur thoracique pénible, dyspnée assez intense, toux, expectoration gommeuse très-abondante.

Signes physiques. — *Percussion : A gauche*, en arrière, submatité des deux tiers supérieurs, matité absolue du tiers inférieur.

Pas de bruit skodique sous la clavicule.

Palpation : Vibrations thoraciques atténuées dans tout le côté gauche et nulles à la base.

Auscultation : Respiration faible dans le tiers supérieur ;

Souffle doux à la racine des bronches ;

Murmure vésiculaire nul en bas.

Pas de râles.

Bronchophonie dans la zône supérieure se transformant en une égophonie très-nette dans la zône inférieure.

Diagnostic : Epanchement pleural à gauche avec congestion pulmonaire du même côté.

Traitement. — 8 ventouses scarifiées en avant, un vésicatoire en arrière du côté gauche.

Le 1er avril. — Le point de côté a disparu.

Les signes d'épanchement : matité absolue, silence complet
à la base, égophonie, abolition des vibrations sont absents ; les
signes de congestion pulmonaire persistent seuls mais très-
atténués ; de plus, on perçoit quelques frottements légers à la
base gauche.

Nous avions eu un instant l'intention de faire des
recherches dans les différentes publications ayant
trait à la pleurésie, afin d'en extraire les observations
dans lesquelles nous aurions constaté d'une façon
évidente l'association des signes de la congestion pulmonaire et de ceux de l'épanchement pleurétique,
nous pensions arriver ainsi à établir une statistique
qui nous aurait permis d'affirmer la fréquence de
cette association, mais nous y avons renoncé en
voyant que nos résultats seraient forcément inexacts
parce que tous les signes ne sont pas recherchés et
que leur absence ou leur présence n'est pas notée
dans chaque fait.

Néanmoins, nous croyons utile de citer les observations suivantes recueillies dans le service de
M. Barthez par M. le Dr Verliac, alors interne du
service (1).

Ces observations nous ont frappé tout d'abord par
leur titre même :

« *Pleurésie prise pour une pneumonie.*

« *Pleurésie avec râles*, etc., etc. »

Et, en les examinant avec soin, il nous a semblé y

(1) Verliac. Remarques sur le diagnostic des épanchements pleurétiques et les indications de la thoracentèse chez les enfants. Thèses
de Paris, 1865.

reconnaître d'une façon évidente les signes de la congestion pulmonaire associés à ceux de la pleurésie.

Du reste, dans l'observation XVII, l'auteur lui-même en procédant par élimination, arrive à conclure à la probabilité d'une congestion pulmonaire concomitante, seule explication logique des phénomènes observés.

Obs. XV. — (Extraite de la thèse inaugurale du Dr Verliac, qui la présente sous le titre suivant) :

Pleurésie prise pour une pneumonie. — Matité incomplète.

L... (Jules), 3 ans, 10 septembre 1860.

Tousse un peu depuis longtemps. Entré déjà deux fois dans la salle, en mars pour une bronchite, en mai pour une diarrhée. Pris le 8 septembre de fièvre, de toux, de vomissements qui ont persisté et de douleur dans le dos et dans le ventre; diarrhée jaune. Pas de traitement.

Le 11 septembre. — Peau chaude et sèche, pouls fréquent, pâleur du masque, rougeur des joues, air abattu, langue chargée, diarrhée abondante, ventre développé. Respiration fréquente, un peu expiratrice; *Souffle bronchique dans presque toute la hauteur du poumon gauche en arrière, avec matité incomplète.*

En avant, à gauche, et dans le côté droit, rien d'anormal.

Diagnostic : Pneumonie lobaire.

Les phénomènes généraux, l'apparence du malade et surtout la *matité incomplète au niveau du souffle*, se rapportent bien à cette maladie.

Deux jours après; la fièvre est tombée, la diarrhée s'arrête, la matité est toujours incomplète, la respiration très-obscure, sauf *à la racine des bronches* où elle est plus ou moins *soufflante* suivant les moments. Pas de râles. La sonorité est devenue tympanique en avant, et en ces points le murmure respiratoire est nettement perçu. Respiration peu gênée.

Le 14 septembre. — La *matité est plus considérable* mais *localisée à la base* seulement d'où le *bruit respiratoire* est *absent.*

Souffle bronchique très-doux à l'angle de l'omoplate ; la *respiration reste obscure au-dessus* mêlée à des bruits *de frottements* qui la masquent en partie.

Erreur reconnue : Pleurésie. Vésicatoire.

Ces phénomènes durent encore une dizaine de jours.

Le 1er octobre. — Respiration pure partout, guérison.

Réflexions : Ne voit-on pas dans ce fait un de ces épanchements qui surprenant le poumon en place, s'étalent d'abord en nappe mince à sa partie postérieure, et qui, obéissant bientôt aux lois de la pesanteur refoulent la base de l'organe pour s'y fixer ?

Obs. XVI. — (Extraite de la thèse inaugurale du Dr Verliac qui la présente sous le titre de) :

Pleurésie avec râles.

W... (Jules), 4 ans, 20 septembre 1860. Quatre mois auparavant rougeole ; depuis il est pâle et tousse un peu.

Pris le 18 septembre, de fièvre et d'envies de vomir ; la fièvre est peu intense et revient le soir.

Le 21. Fièvre peu intense, respiration pure à gauche ; *à droite, râles fins* à l'inspiration et *souffle bronchique* éloigné dans la moitié inférieure du poumon.

Matité et égophonie dans la même étendue ; rien d'anormal ailleurs.

Diagnostic : pleurésie.

Le 23. — Même matité ; respiration très-obscure mêlée de râles humides, et par moments respiration bronchique.

Dilatation de ce côté et absence de frémissement thoracique.

Le 26. — Matité. La *respiration semble revenir à droite* où elle est mélangée à des *râles humides* qui existent aussi à *gauche.*

Le 30. — Encore de la matité à la base droite. On entend la *respiration dans toute la hauteur*, mais à la *base* elle est presque *soufflante et accompagnée de râles.*

Le 1er octobre. — Pas de soufle, râles abondants, bullaires, à l'inspiration seulement. La matité est moindre.

Le 18. — Excat. Il reste encore une légère matité, mais pas autre chose.

Réflexions : Je ne pense pas que l'étude des phénomènes généraux et locaux permette de mettre en doute l'existence d'une pleurésie avec râles et sans pneumonie.

Obs. XVII. — (Extraite de la thèse inaugurale du Dr Verliac qui la présente sous le titre suivant) :

Pleurésie aiguë limitée. — Congestion pulmonaire probable. — Souffle caverneux. — Guérison.

L... (Henri), âgé de 8 ans, entre le 3 avril 1860. Il est malade seulement depuis quatre jours. Les deux premiers jours, malaise, perte d'appétit. Alité depuis deux jours. Toux fréquente, point de côté à gauche, fièvre vive, un peu de diarrhée. Tels sont les renseignements donnés par la famille.

Le soir de son entrée, oppression très-grande.

4 avril. — Peu de fréquence du pouls, chaleur à peu près normale de la peau, peu d'oppression, langue très-chargée ; respiration bronchique sèche dans le tiers inférieur du poumon gauche en arrière, et, après la toux, bouffées de râles crépitants de retour.

Diagnostic : pneumonie en résolution.

Le *soir*, l'enfant tousse davantage, se plaint beaucoup mais sans grande oppression.

Le 5. — Pas de respiration bronchique, matité et absence de bruit respiratoire dans le tiers inférieur, sans râles d'aucune sorte.

Le 6. — *Respiration bronchique reparue* depuis hier soir ; elle est très-*intense* et superficielle ; matité, pas de râles.

Le 7. — A la base, absence de tout bruit respiratoire ; respiration *caverneuse* très-superficielle, limitée dans la fosse sus-épineuse ; égophonie ; matité considérable ; pas d'oppression.

Le 9. — *Souffle* et *matité dans toute la hauteur* en arrière ; en avant sonorité normale, quelques râles ronflants ; dilatation du côté gauche peu considérable ; eau-de-vie all., 15 gr.

Le 11. — Sonorité tympanique au sommet gauche, respiration broncho-caverneuse dans la fosse sous-épineuse, nulle à la base, pure en avant.

Le 12. — Mêmes signes.

Le 13. — La *respiration bronchique* reparaît *à la base, aug-*

*méntant d'intensité près de la colonne_vertébrale et dans la
fosse sous-épineuse* où elle est broncho-caverneuse comme les
jours précédents; matité absolue.

Le 16. — Matité jusque dans la fosse sous-épineuse, *respiration bronchique très-forte* dans la fosse sous-épineuse et à la
racine des bronches : égophonie; pas de frottement.

Le 17. — Le souffle diminue; il y en a moins dans la fosse
sous-épineuse et à la racine des bronches, il semble se concen-
trer à la base; pas de frottement.

Le 18. — Vers l'angle de l'omoplate, encore un peu de respiration bronchique profonde; partout ailleurs, il ne reste que de
l'obscurité du bruit respiratoire et de la matité.

Le 19. — Craquements superficiels simulant le bruit de frottement, mais disparaissant par la toux.

Le 25. — La respiration encore obscure est très-légèrement
soufflante à l'expiration; la matité n'a pas entièrement disparu;
les jours suivants, la sonorité revient ainsi que le murmure
respiratoire, qui reste cependant un peu obscur à la base.

L'enfant va bien d'ailleurs; il sort le 6 mai.

Réflexions : Cette observation montre combien il est difficile
de reconnaître certaines pleurésies au début; et je peux affirmer
que les faits de ce genre ne sont pas rares dans l'enfance.
L'épanchement a-t-il été primitif et sans maladie pulmonaire,
ou bien a-t-il succédé à une pneumonie, ou bien encore ces
deux affections ont-elles été simultanées?

Il me paraît impossible de formuler sur ce point une opinion
positive. En effet, si la rémission des symptômes généraux,
coïncidant le cinquième jour avec des bouffées de râles de retour,
semble indiquer une pneumonie en résolution, il n'en est pas
moins vrai que ces râles auraient pu s'entendre à travers le
liquide et qu'on les rencontre, même sans lésion pulmonaire.
L'enfant n'a eu, au dire des parents, que du malaise, de la
perte d'appétit les deux premiers jours; ce n'est qu'au troisième jour qu'il s'est alité. Le début de la pneumonie franche
est plus net, plus brusque et plus violent. Remarquons aussi la
marche. Les phénomènes qui se rapporteraient à une pneumonie sont calmés dès le cinquième jour. Or, en général, un
épanchement surajouté à une pneumonie a pour effet d'en re-
tarder la guérison. La recherche de la vibration thoracique, si

elle avait donné un résultat positif, ce qui est loin d'arriver toujours à cet âge, aurait bien pu indiquer : soit une pneumonie, soit un épanchement mais sans aucunement renseigner sur leur coexistence.

Je crois cependant, sans rien préjuger sur l'époque du début de la pleurésie, et à cause des râles, de l'anxiété, de l'oppression considérable observée le quatrième jour, qu'il y a eu tout au moins une congestion pulmonaire concomitante. Dans cette hypothèse, le tissu pulmonaire congestionné aurait été une condition favorable à la production du souffle caverneux. S'il n'y a pas eu de congestion il faut admettre que par le fait de l'épanchement le poumon a été mis pour une partie limitée de son étendue dans les conditions qui déterminent le souffle caverneux. Il est évident, en tous cas, que l'épanchement est limité à la moitié postérieure et que la masse du poumon tout entier n'est pas refoulée et comprimée contre les gros tuyaux.. Ai-je besoin d'ajouter que la bénignité de la maladie, la guérison rapide et complète excluent chez cet enfant la possibilité d'une caverne centrale? L'égophonie existe ici avec la respiration caverneuse.

TABLE DES MATIÈRES

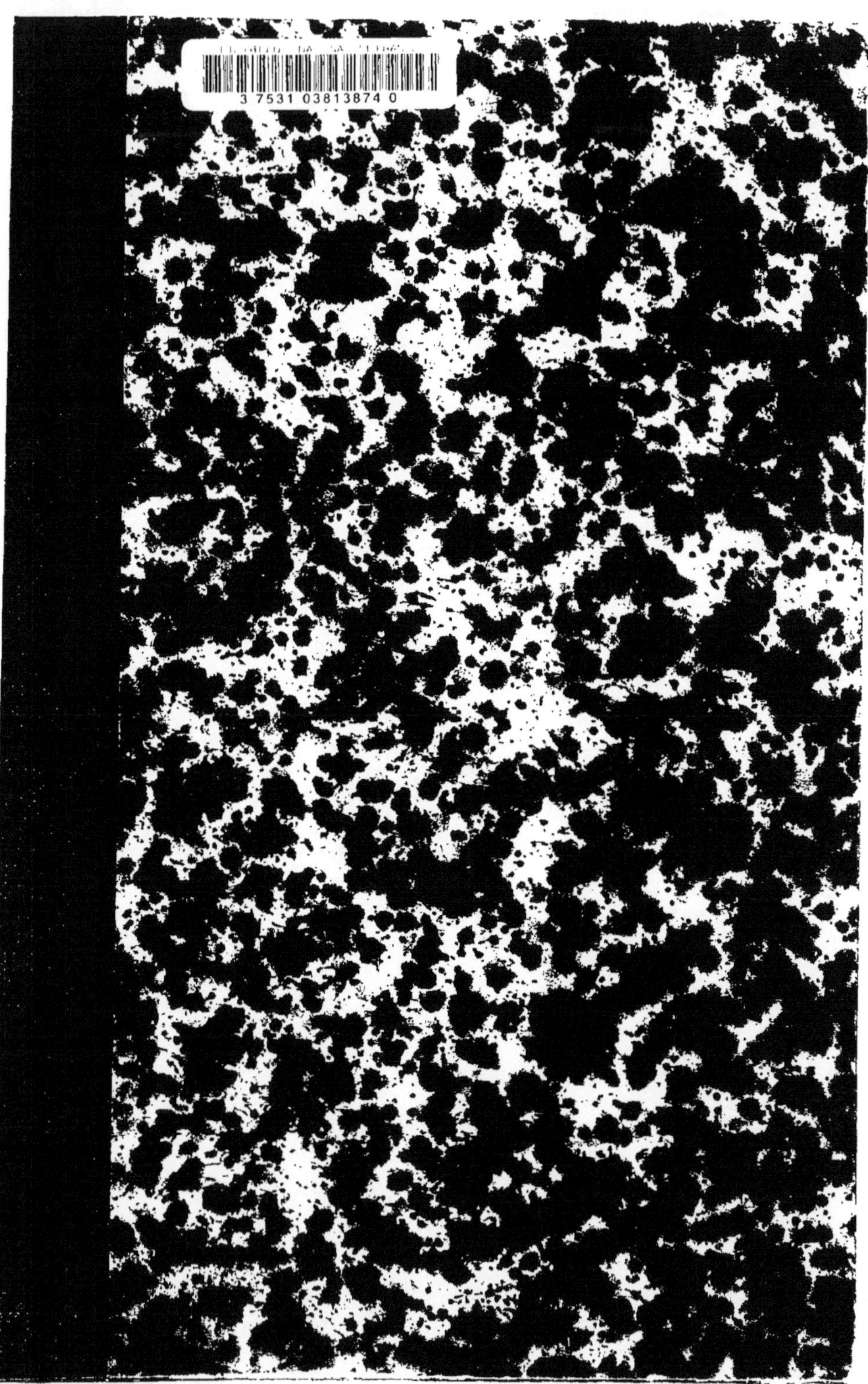

3 7531 03813874 0

www.ingramcontent.com/pod-product-compliance
Ingram Content Group UK Ltd.
Pitfield, Milton Keynes, MK11 3LW, UK
UKHW020925140726
13695UKWH00003B/977